LOCUS

LOCUS

LOCUS

LOCUS

catch

catch your eyes；catch your heart；catch your mind……

catch132

熊天平瘦身日記

熊天平、朱孝雯 著

責任編輯：繆沛倫　美術編輯：楊雯卉　內頁繪圖：馬蓋

內頁照片提供：

熊天平、石器時代小熊部落 http://tw.myblog.yahoo.com/pandax-0824

法律顧問：全理法律事務所董安丹律師

出版者：大塊文化出版股份有限公司

台北市105南京東路四段25號11樓

讀者服務專線：0800-006689

TEL：(02) 87123898　FAX：(02) 87123897

郵撥帳號：18955675　戶名：大塊文化出版股份有限公司

e-mail:locus@locuspublishing.com

www.locuspublishing.com

行政院新聞局局版北市業字第706號

總經銷：大和書報圖書股份有限公司

地址：台北縣五股工業區五工五路2號

TEL：(02) 89902588 (代表號)　FAX：(02) 22901658

初版一刷：2007年9月

定價：新台幣260元

ISBN 978-986-7059-91-8

Printed in Taiwan

熊天平
瘦身日記

熊天平 + 朱孝雯

著

目錄

推薦序 5

Chapter1 胖國王的魔鏡 15

肥胖者千篇一律的藉口 16

胖子的十個致命傷 19

我是一條魚 27

肥胖潛力測驗題 31

胖子的十種思考行爲模式 38

香港的大肚腩 50

老同事的鐵口直斷 53

胖是雞，懶是蛋 55

大塊呆 60

瘦皮猴不能了解的苦 64

胖國王的魔鏡 68

Chapter2 希望我是Nobody 73

他鄉遇故知 74

唱歌會喘的歌手，無法揹吉他的吉他手 77

給非洲貧苦的小孩一顆糖果 81

女人・香 85

親愛的，你要當媽媽了！ 89

今日頭條：熊天平暴肥三十公斤！ 94

我希望我是Nobody！ 98

壞天氣 101

Chapter3 胖急亂投醫 107

老婆，是我拖累了妳嗎？ 108

作夢都會流口水 111

雞鳴狗盜 115

肥胖不是病，胖起來一堆病 118

不了了之的減肥路 124

運動，碰運氣動一下 135

病急亂投醫 138

鬼門關前撿回一命 144
殘酷舞台 148

Chapter4 我要做回「熊天平」 153
我要做回「熊天平」！ 154
龜兔賽跑 157
紅蘿蔔救星 161
豆沙包事件 163
穿著三十公斤肥油的惡魔 168
乾媽 172
減肥，是比戒毒更難的一件事 175

推薦序

楊洋

眞是太開心了。得知天平就要出書了，而且是一本關於減肥的書，這充分說明天平的減肥很成功！

想想我是很有眼福的。當初我與天平相識的時候，他是一位英俊的男生，很難看出也很難想像他一度會變成之後那個樣子！原以爲他會這樣胖下去很久，沒想到兩年之後，他又變回之前我認識他時那個帥氣的天平，眞是很神奇，也很羨慕他可以這樣變來變去，彷彿身懷絕技似的！他又像是個能自我調節的「天平」，可以隨時保持對稱和平衡！

當然在天平減肥的背後，付出的辛苦和代價只有我看得最清楚、最了解。在此我要代表天平衷心感謝我們雙方的爸爸媽媽及一直支持我們、關心我們的很多很多的可敬可愛的朋友們！

做爲太太，我並不介意天平的胖瘦，我在乎的是希望他無論做什麼都要保重自己的身體，我認爲只有身體健康了，其他的事情都好辦。可偏偏我們從事的工作卻是要注意形象的！天平一胖似乎人們就認爲他不敬業了，他的粉絲們當然喜歡他俊俏的體態，於是壓力就產生了。天平可能是身體吸收功能太好，是易胖體質，就是那種喝水都會胖的人，但爲了廣大熱愛他、關心他的觀眾，天平決定減肥。

我在他的身邊看著他這樣辛苦，眞是很心疼。好吃的東西在他面前，他要強忍著不吃，而且要日久天長地堅持不吃，很多次我心疼地哭了……

記得我們二〇〇五年三月在台中舉行盛大的「天涯共此時」婚禮，台灣幾乎所有媒體都到場了，而且旁邊都另外加了一條「熊天平暴肥三十公斤」！我對天平笑說：「老公，你看到這樣的新聞，什麼感覺？」天平自信地笑著回答：「今天我胖是大新聞，有一天我瘦下來還會是大新聞！」如今天平之言果然成眞！

人們驚訝他神奇的魔術，我卻從中看到了天平性格中的毅力和堅韌！

海上生明月，天涯共此時！一段段減肥過程中難忘的回憶，將迴盪在我們的音樂裡，見證我們的愛情和青春。

蕭煌奇

那天在計程車上接到天平的電話，他說：「要出一本減肥的書耶！」哇！表示現在天平的身材已經恢復到最初那樣的體態了。

眞是有毅力！能夠把那麼大，像熊的身體變成一個完全不認識的體態呢！

記得在朋友的婚禮上見到他摸到他的身體。眞是很難想像他是我以前的偶像熊天平呢！

眞的像隻熊呢！哈哈！我都取笑他在內地太幸福了喔！才會變成這副模樣。現在搖身一變他又恢復原形了。就好比孫悟空一樣有通天的本領。我想他一定有一套他的減肥妙招，我們一起來窺探他的減肥秘辛。希望大家看了這本書也可以試著做看看。或許下一個瘦子就是你喔！

哈哈！天平謝謝你喔！我也是需要減肥的人啦！到時發行的時候，記得把書帶來念給我聽喔！也希望所有所有噸位較重的帥哥美女看了這本書也能搖身一變，變成辣妹、帥哥。

趙詠華

減肥是很多人一輩子的重要課題！

其實健康的減重是對身體很好，現在的人都太過營養，又都缺乏運動！

小熊之前胖到被我嫌棄！但他現在眞的好瘦，而且目前也沒復胖！我想善良貼心的他一定有些可愛的祕笈可跟大家分享的吧！

希望他的經驗，可以幫助更多想瘦想健康的人一點幫助！要像他這樣瘦得剛剛好而且身體及體能都保持得不錯！是蠻令人羨慕的呦！祝福這本書大賣！讓小熊的愛心經驗談，讓更多人也變瘦變美變健康！那也算是做善事喔！祝福大家！

衛子雲

我和天平是在二〇〇二年台視大戲「少年史艷文」中拍戲認識的。當然天平還很清瘦，只是突然有一天在電視上見他結婚的消息，發現他像變了一個人似的，胖得太厲害了，也擔心他的健康，於是二〇〇六年天平來找我，我送他一本有氧減肥氣功書，當然我是書中主角、作者，天平說他練完之後確實覺得神清氣爽。在此我要勉勵天平永遠保持好的身形與健康。

戎祥

讓我幫天平寫序，覺得很開心。

之前我也有過減肥的經驗，覺得天平能瘦那麼多實在很不容易。當然，也覺得天平很有毅力。自己經歷過減肥的過程，覺得減肥是件很苦的差事，但能讓自己找回健康——那是多麼珍貴的一件事。

鄔兆邦

終於看到你重新出發，真的很開心。

不管在事業上或新書也好，祝你熊「熊」烈火，「威」力無窮。

賀出書成功，邁向毅力的第一步。

齊秦

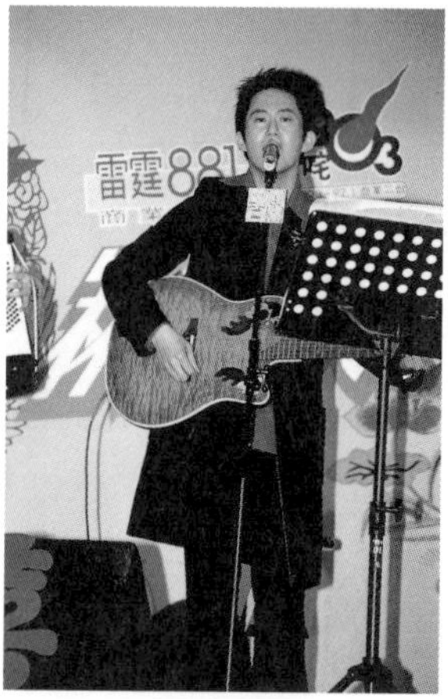

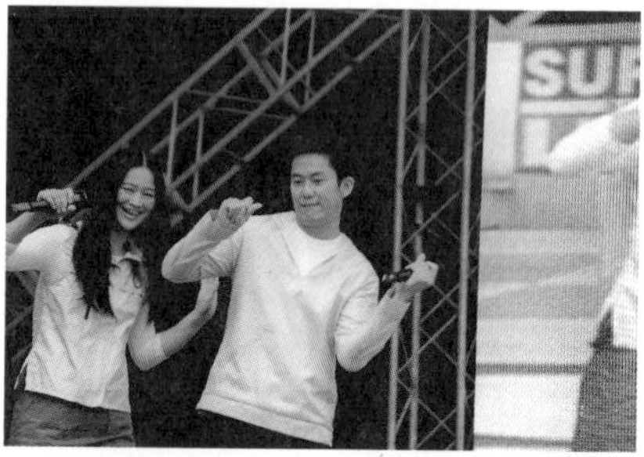

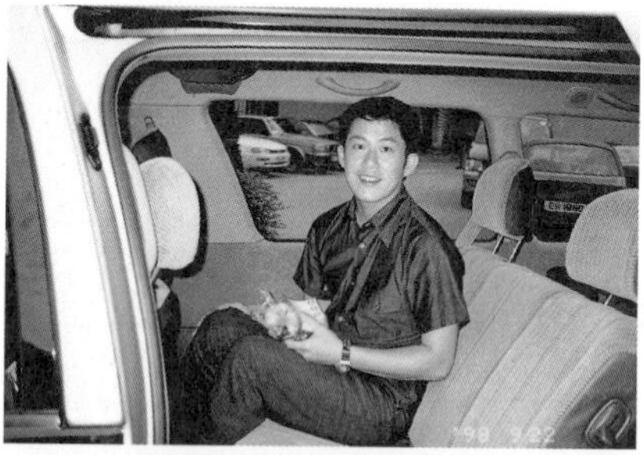

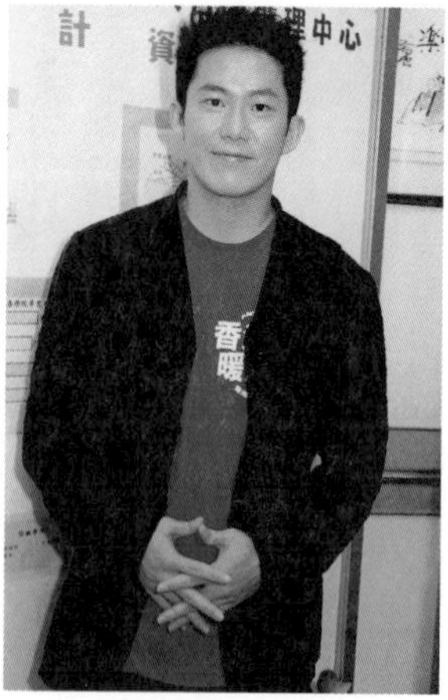

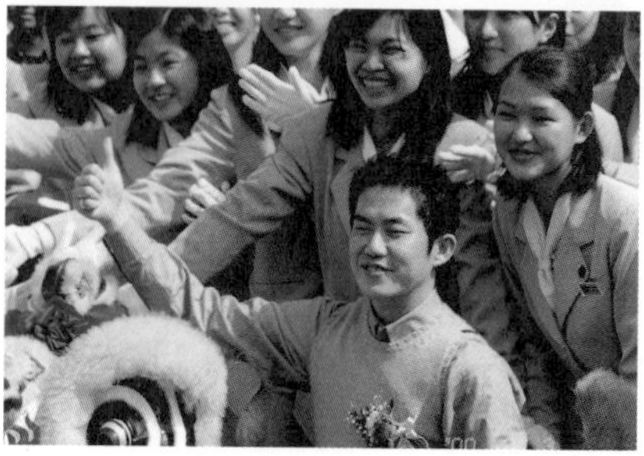

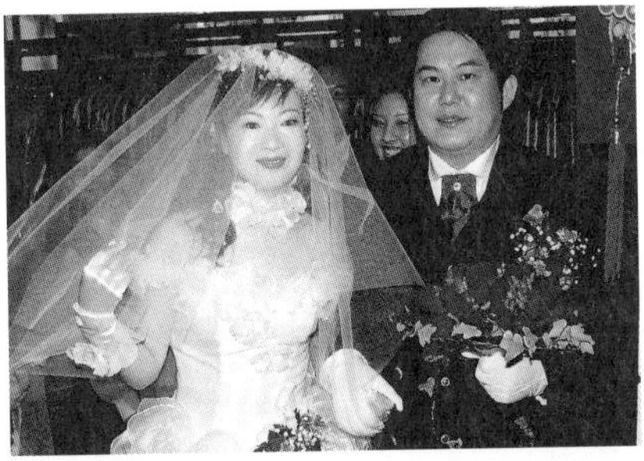

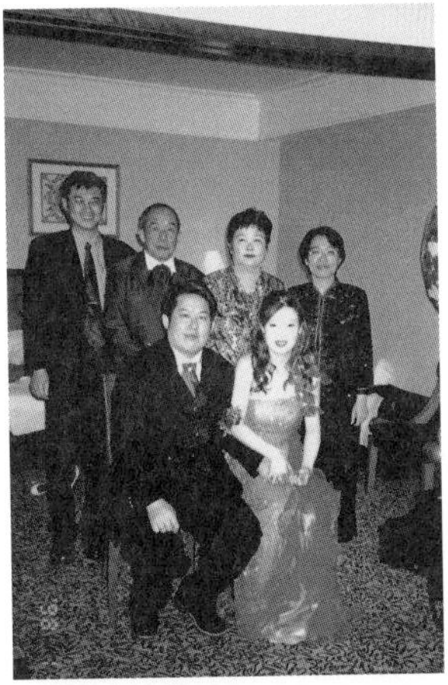

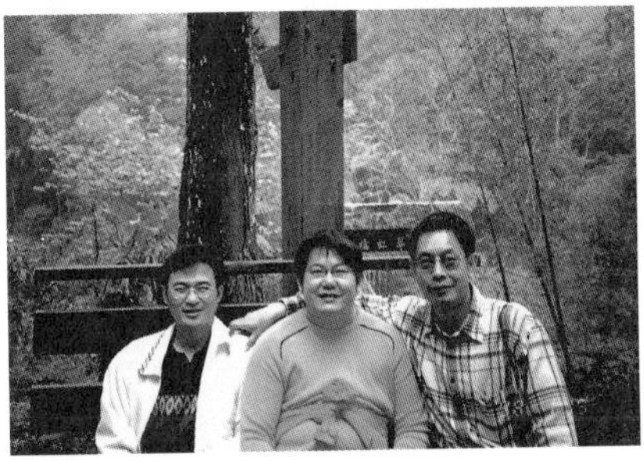

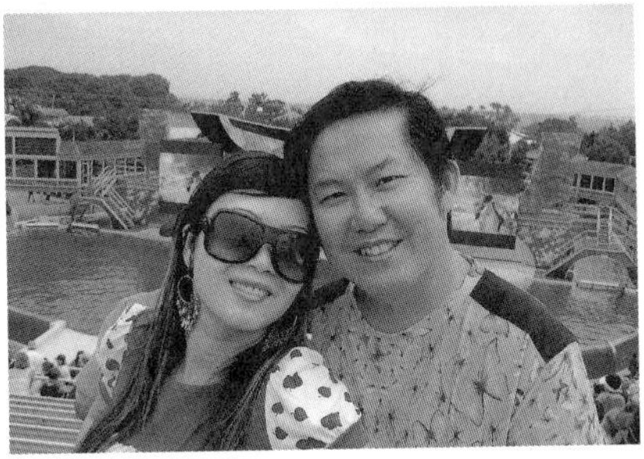

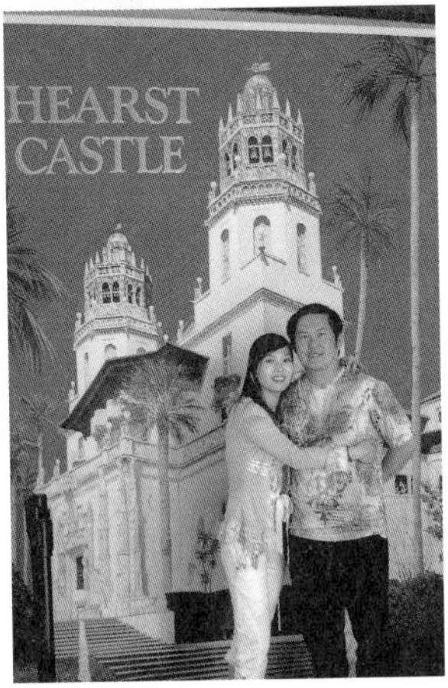
HEARST
CASTLE

胖國王的魔鏡

在我的城堡裡，大家都像魔鏡般地捧著我。
老婆喜歡抱起來肉肉的我、岳父很會包我最愛吃的餃子、岳母常常買一堆糕餅來，
並且非常高興我總是相當捧場地吃掉大半。
那些真的是鏡子的鏡子呢？我根本不想問它們意見！
沒有一個胖子會站在鏡子前超過三秒。

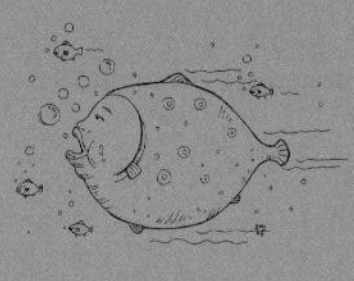

Chapter 1

肥胖者千篇一律的藉口

「熊天平，你是怎麼變胖的？」

「因爲之前在大陸拍戲時腰椎受傷，經常痛得連走路都有困難，無法再像往常那樣跑步運動健身，因此就慢慢發福了。」

這幾年，我一直是這樣回答那些媒體或者觀眾共同的疑問。

在大陸拍戲期間，我每天做一百個仰臥起坐健身，但因爲運動方式不正確，躺在軟綿綿的彈簧床上做，某一天突然聽見脊椎「咖！」的一聲，我像木乃伊一樣動彈不得躺了一天，從此就不再能靈活的運動了。

可諷刺的了，我以前還是滑雪選手呢！

因爲肥胖已經徹底地毀滅了我在唱片界還算輝煌年代時的清新形象，不想承認自己是貪婪好吃的失敗者，因此我必須把一切的責任歸咎到老天。

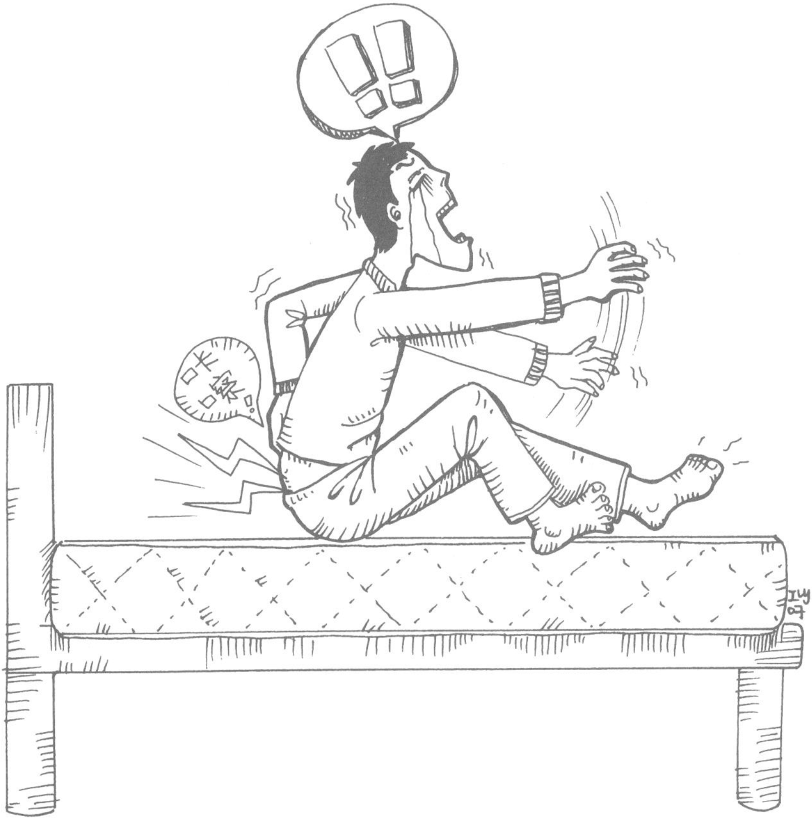
!!
咔嚓!

「我是那麼努力的在運動維持身材，保持最佳體態認眞地投入工作，可惜上蒼並不眷顧我，讓我因爲運動傷害而變成今天這副德性。」

但其實夜闌人靜的時候，我知道那只是爲自己和他人洗腦的理由，肥胖者千篇一律的藉口。

我並沒有失去雙腿或是需要終身坐輪椅度日。不能跑步，那就走路啊！一天走上兩三個鐘頭也能達到運動的成效啊！

但我卻沒有這麼做。

我並沒有失去理智或是被人用槍抵著腦袋強迫進食，不能運動，那就少吃點啊！一餐只要吃到七分飽也還是能過活啊！

但我卻吃得更多了。

即使我在內心曾經反覆地質問過自己千百遍，理智把頹廢的自己訓斥得體無完膚，但當人們提出同樣的疑惑時，我還是虛僞地爲自己找了冠冕堂皇的理由。

然後，在一切都變得合理化之後，我轉身拿起最愛的起士蛋糕放進嘴裡時，這也變得理所當然了。

胖子的十個致命傷

第一、夏天

當然，因爲他怕熱。

厚實的脂肪像太空衣一樣包裹著全身，熾熱的太陽吸乾了空氣裡的所有浮動，猶如置身烤箱裡悶出的汗滴，像火爐上翻轉的乳豬爆出滴滴肥油，從頭頂慢慢流過圓形的臉頰、幾乎看不見的頸子、自己摸不到的肐肢窩、下垂的C奶、和三胞胎臨盆產婦一般的肚子、長滿了溼疹的背脊（抱歉，其實看不見脊）、鬆垮的肥臀、永遠黏在一起的大腿內側，然後順著越來越外八字的象腿匯集到腳底板。

於是，家裡的冷氣機需要換更大噸位的馬力，手中三百五十西西的罐裝可樂要換成一·五公升寶特瓶裝的，口袋裡的絲綢手帕要換成籃球員擦汗的大毛巾。

第二、春天和秋天

幸好上帝造物，爲我們設計了春夏秋冬的變化。

但糟糕的是，春天和秋天對胖子而言，和夏天沒有兩樣。

當人們都穿起了夾克薄毛衣，他那頭頂還在滴滴答答下個不停的汗珠，會更刺眼地讓人陷入躲不開的窘境。

第三、冬天

那麼，冬天應該就是胖子最舒適的日子了。

太陽不再猛烈毒辣地照耀，讓一般人蜷縮在被窩裡的冷冽空氣，對他來說像湖畔的微風，輕輕柔柔地安慰了夏日因燥熱而稍減的胃口。

因此，他愉快地享受著熱騰騰的火鍋，吃飽了就懶洋洋地躺上床睡覺。

隔年大地回春，家裡的冷氣機又要換新了，可樂要升級成兩公升，毛巾要再買一打。

第四、上館子

除非他有個手藝精湛的御用滿漢全席大廚師，不然，老婆拿手的那二十道料理是無法滿足連性慾都被胃慾取代的好吃者。

所以，他會想到每一個朋友推薦、網路票選、新聞報導過的美食餐廳嚐鮮。拿著menu點餐，服務生禮貌注視的眼光，鄰桌彷佛豎起聆聽的耳朵，都像針一樣的刺著咽喉。每點一道菜，聲音就減弱十分貝，頭就往下低五公分，深怕被人認出面孔，用大聲公宣揚：「注意注意注意！這位就是本店開幕以來點餐最多的大胃王！」

接下來，服務生通常會在這時候好心地提醒：「這樣應該夠了哦！」他漲紅著臉推說：「我老婆愛吃豆腐，給她來個麻婆豆腐，還有那個誰誰誰不吃辣的，再幫他加個東坡燉肉和糖醋里脊，我們沒點魚對不對？那湯就來個砂鍋魚頭好了。」

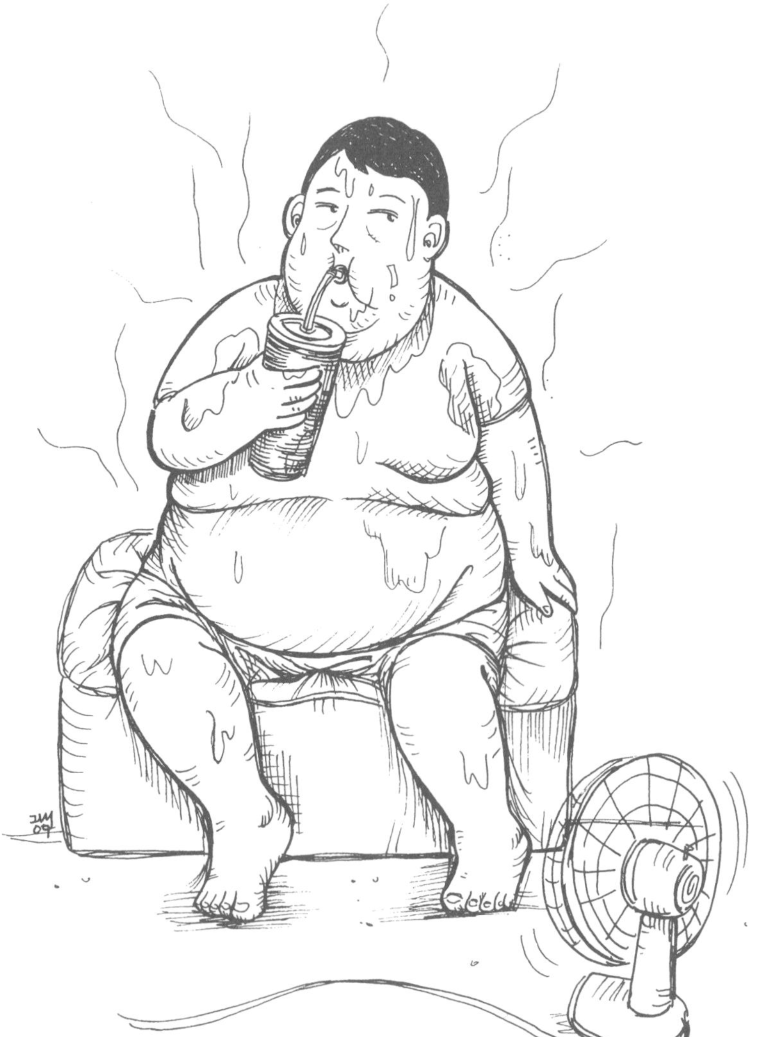

第五、剩菜

那一桌滿滿的菜，在一陣秋風掃落葉之後，剩下一顆蝦球、兩條雞柳、三個湯包，還有熬得入味的魚頭和半鍋湯。

朋友們一邊剔牙，一邊把剩菜往他面前推，「多吃點！」

這時候耳邊好像又響起了大聲公：「號外號外！這位先生即將赴日本參加電視冠軍大胃王比賽，讓我們一起爲他加油吧！」

第六、置裝

他總是需要買新衣服。

上個月新添的襯衫，第五顆釦子已經扣不上了；去年買的卡其褲，臀部兩側爆開了三次；往前打了四個洞的皮帶，沒有空間再打洞了；連穿了兩年的舊鞋都會把肥腫的腳背磨得起水泡。

他應該能以最平實親民的形象競選總統，因爲他全身上下沒有奢華的名牌，一切行頭都是成衣店加大碼區的平價商品。

當他挑了一條四十一吋的白色牛仔褲要進更衣室，店員總是會熱心地另外幫他多拿一條給他試穿——四十四吋的黑色休閒褲。

第七、許久不見的老朋友

胖子通常會變成鴕鳥，最好是把頭埋在沙堆裡，儘量不要被認識的人碰到。

但這個世界就是很小，當他手上正拿著蛋捲冰淇淋大口舔噬品嚐時，就是會有人拍他的肩膀大叫：「嘿！好久不見！」

接著，就會看到他們的眼珠迅速地滑過他那醒目的大肚腩，嘴角會不太自然地抽搐一下。

他們閒聊著最近的工作和生活，但他知道他們抽動的嘴角想問的是：「你怎麼變那麼胖？」

第八、婚喪喜慶

他連在路上偶遇朋友，都會想挖個地洞鑽進去，更別提參加婚喪喜慶。一個人在他面前，會忍住心底的疑問，一群人湊在一起，即使他們還是很體貼地不在他面前提到「胖」這個字，但轉過身，耳際還是會傳來嘰嘰喳喳的議論聲。他知道他們不只驚訝於他的暴肥，還揶揄了一下他的穿著。因為他再也穿不下任何西裝或正式一點的衣服，運動服是唯一能塞進去的裝扮。

第九、動

用「動輒得咎」來形容胖子隨便動一下就汗流浹背氣喘吁吁的糗態，其實一點都不為過。

第十、做愛

我說過胖子隨便動一下就會喘吧？
我是不是還說過胖子連性慾都會被胃慾給取代？

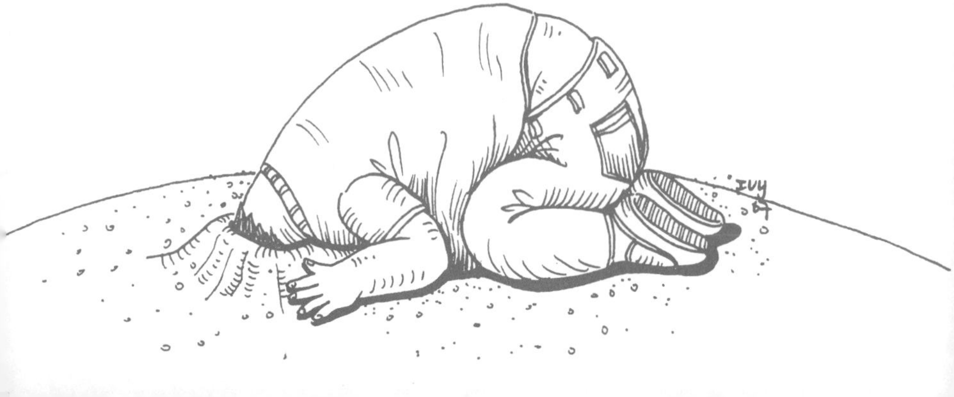

我是一條魚

有人問我，在發胖的階段中，最誇張時能在一天之內吃下多少東西？

早上十點左右起床，老婆烤了四片吐司麵包，抹上牛油。我在她去倒柳橙汁的時候，把應該是兩個人一起吃的吐司吃完了。

於是，我把前一天買的蔥花熱狗麵包拿出來給她吃，當然也拿了一個給自己，配上一大杯的柳橙汁。

吃完了鹹的，應該來個甜點，所以我又從塑膠袋裡找了個奶酥菠蘿麵包，再加一杯柳橙汁。

中午，我們吃得比較晚，一點多，我們到一家常去的麵館，我叫了一碗刀削麵，其餘交給老婆來點。

楊洋可不是省油的燈，她也是個美食主義者，我們那張大約五人座的圓桌擺滿了菜。

有雞有牛有蛋有豆干有青菜，真的有點太多了，所以我又叫了一碗刀削麵來配菜。

最後，我吃了三碗。

吃飽後，楊洋和朋友有約，於是我自己先回家。

在到家之前，我在附近的糕餅店買了兩塊起士蛋糕和一盒六個裝的焦糖蛋塔。

晚上六點，我去接楊洋，一起去吃韓國烤肉。

我特愛那銅鍋烤得油沫滋滋作響的燒肉，霜降牛肉、去骨牛小排、蒜香牛肋條和梅花豬肉，烤起來的口感都不同，配著石鍋拌麵、泡菜海鮮餅和辣味豆腐湯，然後來一大杯可樂。

買單大概一千七百多人民幣，在那家餐廳，大概是三、四個小家庭加起來的金額。

回家路上又經過那家糕餅店，楊洋想吃甜點。

我很浪漫地說，「我下午已經幫妳買了呢！」

回到家，我把下午吃剩僅存的一個蛋塔像寶一樣的獻給老婆。

那我委屈點，吃前一天剩下的半筒香草冰淇淋吧！

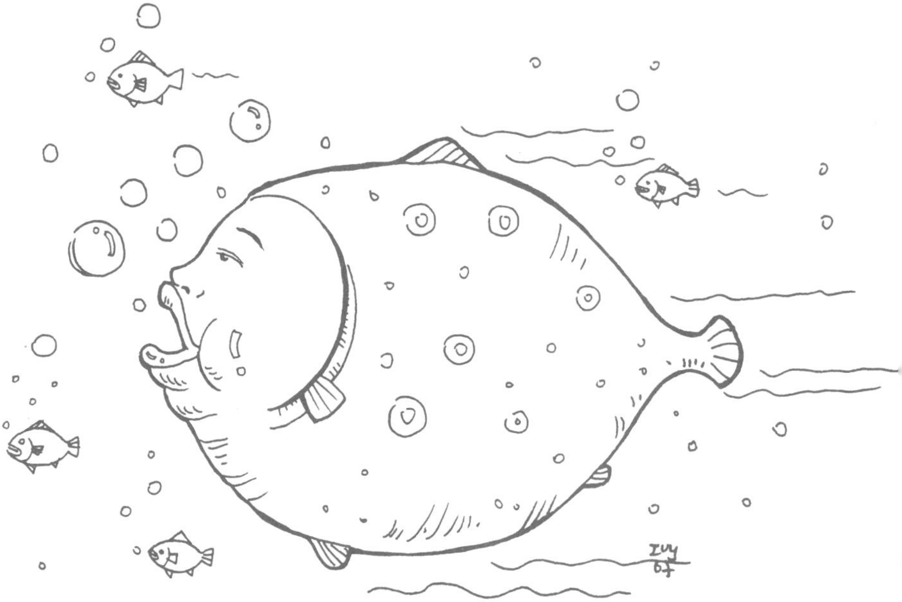

這是我回顧的一天。

不知道能不能算「最誇張」的一次，因爲我不確定把刀削麵換成水餃，把韓國烤肉換成牛排，到底哪個比較誇張？

或者應該說那是我最誇張的一陣子裡頭的其中一次。

常聽人說，「早餐要吃得像皇帝般精緻，午餐要像工頭般吃得飽足，晚餐就得像乞丐儘量少吃。」

楊洋說我吃的份量像是整天都在當工頭。

我想，上輩子我應該是一條魚。

水族箱裡的魚兒，無論你丟多少飼料下去，牠們就是一直吃一直吃，直到撐死。

因爲牠們從來不知道什麼是「飽」。

肥胖潛力測驗題

我曾經在網路上看到一個「肥胖潛力測驗題」。以下的問題，回答「是」的得四分，「有時是」的得兩分，「不是」的零分。分數愈多表示你的生活習慣不好，也就是愈有肥胖的危機，若是分數在六十分以上，那麼你現在就已經是個胖子的機率應該是百分之九十九。

1. 你常常會邊走邊吃？

（在家裡從冰箱拿了冰淇淋就直接打開，邊吃邊走到客廳沙發，這樣算不算是？）

2. 有一筆錢時，你第一個想到的是先去吃一頓好的？

（每次上完通告領到車馬費，第一句話就是：「老婆，我們去吃飯吧！」）

3.你常常邊看電視或邊看書邊吃零食？

（看電視不吃點零食，怎麼有放鬆休息的感覺？）

4.每次運動完你都會覺得很餓而吃很多？

（其實我很久沒運動了，偶爾和老婆逛街走了許多路後，就會到餐廳坐下來休息，並且吃頓大餐補充體力，這樣又算不算是？）

5.雖然很飽了，但是別人請你吃東西時你還是吃了？

（我向來隨和有禮，朋友的盛情眞是不能推卻啊！）

6.常喝含糖飲料？

（除了吃藥會喝開水，其他時候都是喝可樂、雪碧、奶昔、檸檬紅茶和果汁。）

7.你會常常去開冰箱看有什麼好吃的？

（我不是常常去開冰箱看有什麼好吃的，我是常常去開冰箱「拿」好吃的。）

8.總是對自己說：「明天要開始減肥。」所以趁今天把想吃的全吃下去？

（「昨日種種譬如昨日死，今日種種譬如今日生」，所以當然應該趁明天開始減肥得到新生前，把肥胖的根源都在今天吃進肚子裡消滅掉。）

9.去超市買東西時一定會買三包以上的零食？

（這題目出得眞是客氣，三包哪有什麼了不起？）

10.有過因失戀而暴飲暴食的經驗？

（暴飲暴食不需要失戀也經常發生。）

11.一看到有試吃品一定跑過去吃？

（不試吃，怎麼知道好不好吃？有提供試吃服務的產品，才是最有良心的廠牌，當然要去支持它。）

12.遇到有特價的食品時，會覺得不買可惜，一定會買下來？

（用特價促銷的產品有兩種，一種是商店強打主力商品，不買很可惜；另一種可能是該產品或商家生意不好，要靠折扣刺激買氣，所以買特價食品是悲天憫人的日行一善。）

13.吃東西時一定吃到盤底朝天？

（浪費食物會遭天譴。）

14.點餐時會點有前菜、沙拉、湯、主食、甜品及飲料的全套餐，而非單點主食？

（點了一份套餐又另外單點一道主食，這樣算是還是不是？）

15.常常有人說你吃東西好快？

（不吃快一點，等朋友都在剔牙等我了，那多不好意思？）

16. 覺得吃炸的東西時加美奶滋會更美味？
（廚師端出來的料理，配什麼樣的醬料一定有他的堅持和品味，就像吃生魚片要沾芥末醬油，肉粽一定會配愛之味甜辣醬。）

17. 到「吃到飽」的餐廳吃飯，你一定會吃到肚子撐得再也吃不進任何一口食物？
（這才叫吃到飽嘛！）

18. 雖然已經刷好牙了，還是會忍不住又吃東西？
（肚子餓了很難入睡，大不了再刷一次。）

19. 你有吃宵夜的習慣嗎？
（如果吃完晚飯就睡覺了，那就沒有吃宵夜，所以這題是「有時是」。）

20. 你常常熬夜？三餐不定時？

（我的肚子會非常準時地提醒我該進食了，並且吃完就昏昏欲睡很少熬夜，所以我終於有一題可以大聲回答「不是」了！）

21. 你常常做料理，然後一個人把它吃完？

（結婚後喜歡和老婆一起研究一些美味的料理，廚藝越來越好，但我會和老婆一起分享，所以這題應該不算是吧？）

22. 你一吃飽就懶得動？

（吃飽應該讓胃好好消化，聽說吃飽運動會胃下垂。）

23. 喜歡吃的東西你總是留到最後才吃？

（每樣都是喜歡吃的，這樣到底算不算是啊？）

24. 很久沒有運動了？

（我在前面就回答過了。）

25. 拿到招待券或打折券時一定會去吃？

（這就像特價食品那題一樣，當然會去。）

這個測驗真的很準，當我作測驗的時候，體重是九十五公斤。

胖子的十種思考行為模式

你有沒有注意過自己走路的樣子？

我有個身材很勻稱的朋友說，我走路的樣子一看就是個胖子。走路速度緩慢、身體會左右搖擺、雙腳分得開開的、外八字、雙手隨著步伐前後擺動的幅度很小、手掌不會彎曲而是自然垂下。這種「企鵝式」行進，就是胖子走路的標準模式。

我對於前面幾點都很認同，只有最後一項，我很不以爲然地反駁她，走路會手掌彎曲的人可能是因爲個性過於緊繃，自然垂下的人表示沒有煩惱，比較隨性。

我在說這番話的同時，偷偷地把手放到桌子底下輕微的擺動，試著做出正在走路時的狀態。

確實，當我想刻意把手掌往內彎曲時，發現手掌最上面的感情線和手指之間擠出了

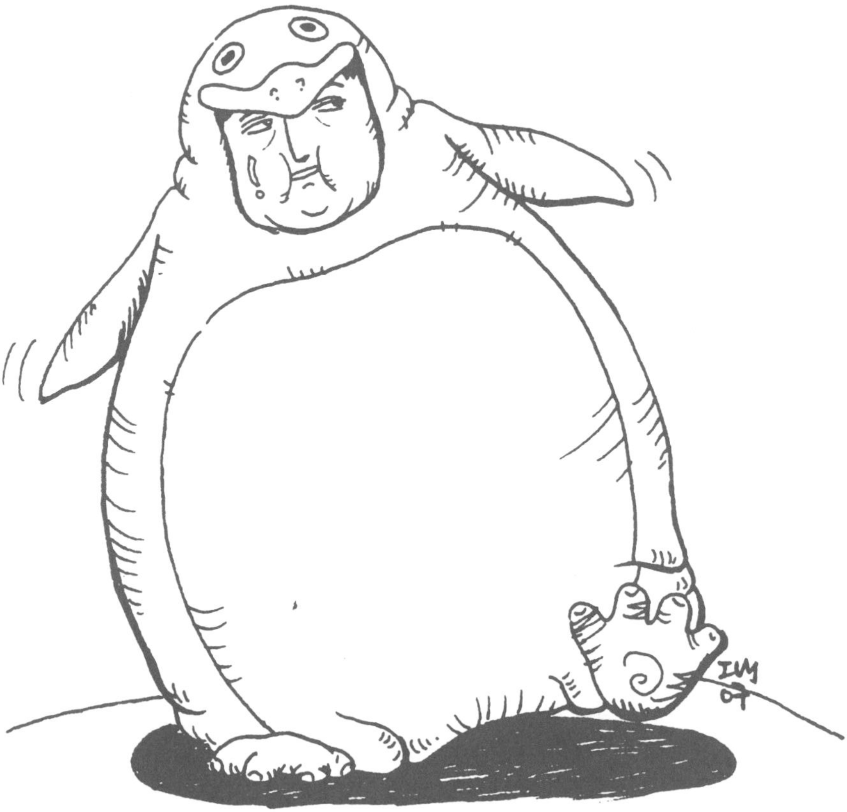

一團肥肉，每一根手指關節間也蹦出一坨坨甜不辣，對我正在做的這個動作造成很大的阻礙。

她似乎會讀心術一樣的看穿了我的心思，笑著問：「是不是感到有點吃力？還是把手掌放鬆，十指張得開開的最舒服，是吧？」

我不願承認，於是我們就坐在信義計畫區的一個露天咖啡座，開始觀察經過的路人，她說，只要我們認定超過微胖的人，走路時手掌會彎曲的超過五個人，今天就由她請客。

我們很滑稽地盯著每個人的雙手，竊竊私語地品論著他們走路的姿態。

數到第三十七個胖子的時候，我宣告投降，不要說五個人了，我連一個會將手掌彎曲起來的胖子都沒看到。

原來，胖子眞的會有一些思考和行爲模式的通則，我們開始熱切地討論出十大症狀，除了那第一條「企鵝式行進」之外，我們還列舉出另外九條。

多人用餐的假象

胖子通常都很愛吃夜市的攤販，而且最好是打包外帶回家，不然坐在沒有冷氣的路邊，吃得滿身大汗亂不舒服的。

從第一攤的臭豆腐、大腸麵線、天婦羅、鹹酥雞、蚵仔煎、燒仙草、大腸包小腸、水煎包，他一定會買到雙手提得滿滿的，連掏錢都沒有空閒的指頭，才在最後一攤滷味停下來。

甜不辣、豬血糕、花枝丸、肥腸、豬耳朵、油豆腐、糯米腸、花干、魚板和生力麵，他又夾了兩個滿滿的竹簍。

老闆問：「要幾雙筷子？」面對這種問題，他早就訓練有素地想好了標準答案，毫不考慮的說要四雙筷子，製造很多人一起用餐的假象。

其實，這些食物最後只會落進他一個人的肚囊裡。

夭鬼假細粒

胖子自己去夜市買晚餐時，像個被關了一個月的難民，看到什麼都會瘋狂的買回家吃，但是當他和不是非常非常親近的朋友一起聚餐時，就會突然變得「夭鬼假細粒（台語）」。

點餐的時候會假裝很客氣地推說自己不是很餓，讓其他人來點菜就好了；大家吃飽後，若是桌上還有剩菜，通常都會推給他，他一樣會假意推辭說自己也吃飽了。

最後，你會發現當大家正在聊天嗑牙的時候，他的筷子會默默地移向那些剩菜。

搭下一部電梯

電梯開門，裡頭已經有幾個乘客，他突然叫了聲：「啊！我忘了拿……」然後一邊轉身往回走，直到電梯門再度關上。

其實，他哪有忘記什麼？

他只是很怕自己踏進那半滿的電梯裡，會突然響起「嗶！嗶！」的超重警鈴，於是他寧願搭下一班電梯。

謊報體重

如果你問一個胖子幾公斤，最起碼要把他報出的體重再加個三、五公斤。

如果你對於他說的數字表現出懷疑，他絕對會很誠懇地說：「眞的眞的，我早上才量過。」

如果他現在不得已必須在你面前量體重，他會先消毒說今天穿的牛仔褲比較重。

如果他秤出來的斤兩確實比他剛剛說的還重，他會狐疑地說：「奇怪，我明明早上才量過，這個磅秤是不是比較重？」

然後他又會自己解答：「啊！對了！我剛剛才喝了一大杯咖啡！」

所以，我現在要向大家坦承，結婚的時候我跟媒體說我胖到九十五公斤，其實，當時早就破百了。

至於破了多少？

自從破百後，我就再也沒有站上過磅秤了……

喝水也會胖

若說光是吸空氣就會胖，那也實在太誇張，但胖子通常會說自己連喝水都會胖。他總是會說因爲昨天睡不好，睡前又喝了一大杯水，導致他今天水腫得厲害，你們看到他那圓滾的臉和渾厚的大肚，其實只是浮腫，而非紮實的肥肉。

事實上，水是完全零熱量零脂肪的，多喝水有助於血液流動、循環順暢、增加基礎代謝率，並且在身體代謝水份出去的同時，還會消耗熱量，排除體內的老廢物質。

水腫型的胖子，反而是因爲水份攝取不足，導致細胞內液和外液間的鈉、鉀離子不平衡，而積聚過多的水份在細胞間隙。

至於那些怨嘆喝水也會胖的人，恐怕應該先向他問清楚，他說的水到底是白開水，還是汽水？

天生遺傳肥胖體質

既然不能把罪過歸咎到喝水，那麼他肯定會說他是天生肥胖體質。

總之，他就是想澄清自己並非因爲貪吃而發福，實在是因爲父母遺傳給自己肥胖的基因作祟，明明沒有吃很多，卻還是很倒楣的長出一堆肉來。

其實肥胖確實可能和基因有關聯，我看過一則「節儉基因假說」（thrifty genes）的報導：

> 數百萬年前，人類的祖先過著狩獵、採集的生活，即使每天花很大的體力覓食，卻還是可能有一餐沒一餐的過活。因此在演化的過程中，人類爲了生存而留下寶貴的節儉基因，能將食物中所含的營養成份充分吸收運用，剩餘的則儲存在脂肪組織中，以備缺乏熱量來源時所需。
>
> 當進入工業社會後，人們不再需要花這麼大的力氣去覓食，食物取得便利，勞動量大幅降低，但人體內的節儉基因功能並未改變，還是把吃下去的熱量和營養通通吸收儲存，吃得多、用得少，自然就轉化成脂肪而發胖。

但若這個理論成立的話，我們都源自於同一個祖先，誰身上沒有那可怕的節儉基因？那全世界豈不就都是葛小寶和楊貴妃了？

也許裝個監視器在宣稱一家都是肥胖體質的人身上，觀察他們家一整天都吃些什麼，應該就能看出爲何他會變胖了。

明天開始減肥

胖子永遠都在減肥。

哦！錯了，更正一下：胖子永遠都在「計畫」減肥。

他會表現得很有毅力和決心，「從明天開始，我就要向美食說再見了！」

因此，今天的晚餐，他要吃得豐盛一點，就像即將坐上電椅的死刑犯，都會加菜多得到一隻雞腿。

然後，日復一日，他的每個今天都是最後一頓晚餐，他的明天總是變成了後天。

都是別人害我破功的

胖子很少會在第一次減肥就成功的，通常要像國父歷經了十一次的革命，在一次次的挫敗中爬起，當然，有的人最後就爬不起來了。

他的每一次破功，一定都有無法抗拒的原因，排行第一名的原因當然是因爲朋友的邀約或應酬。

范曉萱和小S徐熙娣一起創作了一首歌〈失控的胖子〉，非常妙，完全貼切地道出了胖子的心聲。

我總覺得自己是個胖子　很想變瘦的死胖子　每天還是一直都在吃
就是因爲身邊有個瘦子　大吃大喝卻不會胖　她的名字就是徐熙娣
她約我吃　我就去吃　明明就正在減肥
炸雞肉圓　火鍋甜點　爲何她不肥我卻變肥
我曾經想過要跟她斷交　因爲她的食量太大　再下去我一定會爆炸

每次吃完飯後過十分鐘　她竟然問還要不要吃　我眞想要呼她巴掌
飽……飽……飽……
吃……吃……吃不飽
妳有完沒完　這死瘦子　但也沒人逼我吃
自己失控　還怪別人　承認吧　妳根本就愛吃
我總覺得自己是個胖子　很想變瘦的死胖子　每天還是一直都在吃
總是騙自己能吃就是福　還不是要找個藉口
一有空就瘋狂地大吃　一直　大吃

※〈失控的胖子〉收錄於范曉萱《絕世名伶》專輯。

我打賭你不是自己去買這本書的

胖子隨時都在計畫減肥，所以他對於各種關於減肥的書籍都會很感興趣，無論是健康食譜、瘦身操，或是各種名人的減肥心得，他都會想買回家參考。

但是當他挑選好了想買的書後，要拿到櫃檯結帳卻是個大考驗。

書上大大的「減肥」兩個字，和他身上的肥油一樣醒目，他把書交給店員的時候，就像是正在向大家宣告：「我是個胖子！」

所以，你是不是也站在書架旁猶豫了很久，最後請託朋友幫你到櫃檯去結帳？

我和我這個女性友人聊完了胖子的十種思考行爲模式後，我起身去櫃檯買單。

當我回到座位，她詭異地微笑看著我的雙手。

唉呀！我剛剛明明一直在心底提醒自己，等會走路的時候要記得彎曲手掌的啊！

香港的大肚腩

從前聽過一個笑話：

香港有個胖子在家用蓮蓬頭沖澡，因爲肚子太大，把水都擋住了，水滴流不到腳趾頭，造成他的雙腳開始紅腫發癢，累積的汙垢像頭皮屑般開始剝落，把腳丫子上的整層皮都脫掉了。

於是，醫學界把這種病症稱之爲「香港腳」。

當時覺得這個笑話未免太誇張了點，就像也有人說大肚腩低頭看不見自己的命根子，這大概就眞的只是博君一笑的瞎扯蛋。

直到有一天我突然發現自己好像罹患了香港腳，才意識到，「眞的！水眞的淋不到

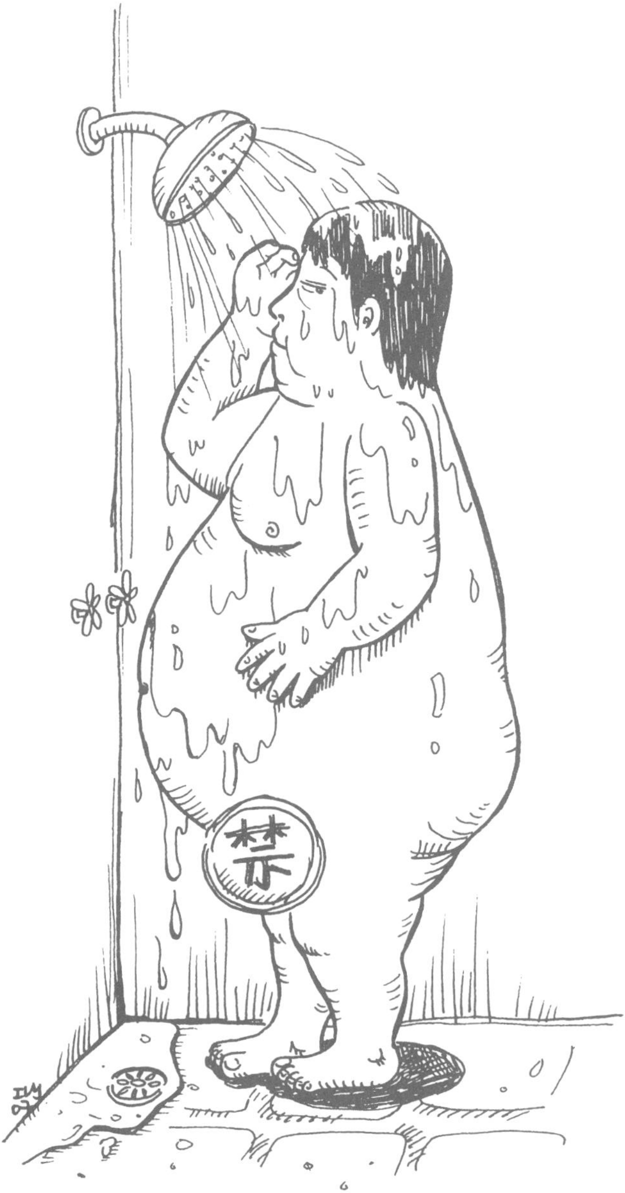
禁

我的腳趾頭！」

以往處女座天性對於清潔衛生的嚴格要求，洗澡時每根腳趾頭都要用肥皀徹底揉搓，尤其是夏天或者出入公共場所回到家後，連襪子都要特別消毒。

變胖了之後，洗澡對我成了一件苦差事。

笨重的身體無法靈活運轉，行動遲緩又吃力，經常洗完澡又流了滿身汗。

當然，腳趾頭就更無法兼顧了，老是有個大大的屏障阻擋著，連彎腰這個簡單的動作都比看莎士比亞全集來得困難多了。

於是，我就這麼當上了世紀笑話裡的香港大肚腩……

老同事的鐵口直斷

在五光十色的演藝圈中，誰都想出名佔得版面，只是往往再怎麼努力，只要稍有閃失，就會把過去辛勤耕耘的一切成果都埋藏掉。

就像我當了好多年的歌手，結果結婚時來訪問的SNG媒體大陣仗，遠超過當年我得到金曲獎最佳作詞者時的光環。

原因當然是，「熊天平暴肥三十公斤」！

在我剛出道還蠻清瘦時，曾上過瓜哥主持的一個綜藝節目，那個單元要比拚看誰的食量最大。

第一個項目吞栗子，張克帆塞了滿嘴的栗子最先吃完。

第二個項目，製作單位準備了飯店自助餐吧那種大盤子裝的布丁，限時內吃完就是冠軍。

處女座不服輸的個性讓我發誓一定要取得勝利，於是我根本顧不了形象地拚了命將布丁往嘴裡大口大口塞，不到三分鐘就把整盤布丁一口氣吃光，贏得了那場比賽。

下通告後，我得意洋洋地等著接受宣傳同事的讚許，沒想到她一臉錯愕地看著我，驚呼：「小熊，你慘了！以後你一定會變成大胖子！」

我急忙解釋，因爲這幾天通告排得滿滿的，都沒什麼時間吃飯，肚子很餓才能吃下那麼多布丁。

她猛搖頭，「小熊，你吃布丁的神情看起來既幸福又滿足，你根本就是在享受食物，而忘了你正在工作哪！」

我驚覺自己當時確實感到這個通告眞是令人開心，能夠光明正大地吃東西，還能宣傳打歌賺錢，要是台灣有「料理東西軍」，我一定要宣傳幫我安排當節目固定來賓。

被同事一語道破之後，我死鴨子嘴硬地說：「那張克帆以後也會變成大胖子囉？」

嘿嘿嘿！若干年後，張克帆眞的也變胖了！

唉呀呀！我眞是不知羞恥，還想拉個人來當墊背的，張克帆在我旁邊根本就只是小巫見大巫罷了！

胖是雞，懶是蛋

從前從前，有一個手藝很好的麵包師傅，他很疼愛老婆，總是會研發各種口味的麵包，只要老婆說好吃，他就會烘培一整爐帶回家給老婆享用。

回到家，他捨不得老婆的玉手因為做家事而變得粗糙，因此，煮飯、洗衣、擦地、倒垃圾，他全都自己來，忙完還會幫老婆按摩捏腳，像伺候太上皇一樣的把老婆捧在手心。

久而久之，老婆被他養得白白胖胖的，終日躺在床上，只要出一張嘴，老公就會趕忙把食物端到她面前來。

有一天，麵包師傅要到城裡頭去參加糕點比賽，這下可糟糕了，他這一出門，要兩天後才會回來，沒有人在家幫老婆準備餐點，讓她餓著了可怎麼辦呢？

還好他想到了一個好點子，他做了一個超級大的麵包項圈套在老婆的脖子上，老婆只要低頭就能吃到麵包，他還特地在麵包項圈裡包了紅豆、芋泥、奶酥、油蔥、玉米、牛油等不同的口味，讓老婆每一餐都能吃得很有變化。

一切打點好後，他給了老婆一個kiss good-bye，很開心地進城去了。

兩天後，麵包師傅帶著冠軍獎盃衝回家要和老婆分享他的喜悅。

沒想到一進門，卻發現老婆躺在床上已經斷氣了。

這個故事的結局，大家都知道那個胖老婆吃完了脖子前面的麵包，竟然懶到連用手把麵包項圈轉一下都不肯，於是就這麼活生生地餓死了。

到底是雞生蛋，還是蛋生雞？到底是胖子都懶，還是懶人會胖？

其實我也不確定到底我是因爲懶而發胖的，還是因爲胖了之後才開始變懶。但我相信，人越胖就會越來越懶。

能用走的就不會跑，能站住不動就不會走，能坐著就不會站，能躺下來就不會坐，能躺著一天就不會爬起來，除了起來吃東西之外。

以前在上華發唱片的歌手時期，爲了維持身材，每天起床都會先跑步三十分鐘，晚上睡前做一百個仰臥起坐，到公司不坐電梯而爬十五層樓梯。

那時候就算每天通告從早到晚排得滿滿的，但似乎都不覺得很辛苦，體力和精神狀況都保持在最佳狀態。

自從腰椎受傷之後，給了我很好的藉口可以不用運動，再加上適逢SARS侵襲，整個演藝圈的活動和工作都減少了，更加僥倖地認爲是老天給我的脂肪放假，讓它們去大肆大放大吃大喝的成長茁壯。

肚皮上漲，眼皮就下垂。

於是我終日在口慾未滿的飢腸轆轆與懶洋洋的昏昏欲睡狀態中切換。

於是我蒐集了一堆有外送服務的餐廳菜單，一通電話就有人把餐點送到面前來。

於是我會把剛買回來的麵包糕點通通放在床頭櫃上，躺在床上看電視，隨手就可以拿來猛嗑。

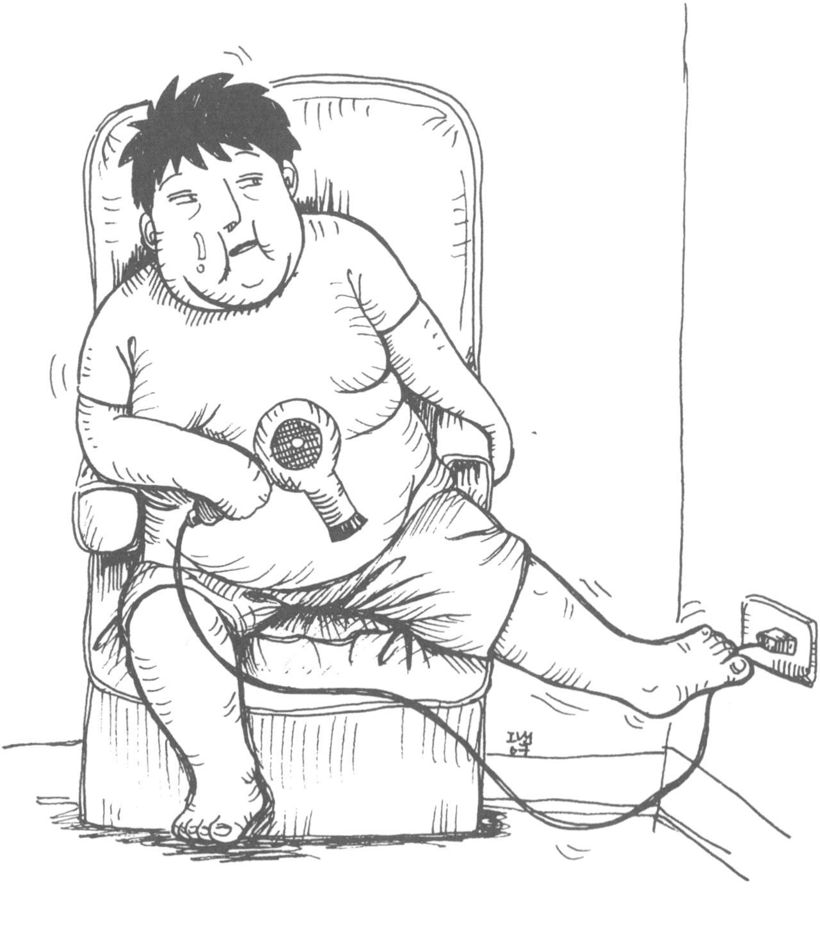

於是我把垃圾筒也放在床邊，嗑完的塑膠袋轉手一丟，連起身都免了。

於是我懶到腦袋空空沒有靈感寫歌，懶到不想梳洗換裝，把朋友的邀約都推了，懶到鬍子沒刮、衣服沒換，連頭髮都快出油了才洗頭。

甚至懶到吹頭髮的時候會用腳插插頭、拔插頭，腰都懶得彎一下。

胖子和懶散總是被劃上等號，我很想反駁這樣的刻板印象，就像洪金寶那麼胖，還不是身手靈活矯健地拍了幾十部功夫電影？

但事實上我根本沒辦法爲自己說些什麼好話。

越來越胖之後，我確實沒有工作的動力和企圖，連生活都懶得認眞打理，讓自己變成不修邊幅的邋遢鬼，根本失去了當藝人公眾人物的資格。

我常想，是不是該轉業當個一般的上班族？

但我若是老闆，看到像自己一樣的懶人來應徵，恐怕我也會直接將履歷表丟進垃圾筒吧！

大塊呆

常聽人說，人老了會越來越消瘦，背脊駝了、皮膚乾癟、四肢漸漸萎縮，所以會用「糟老頭」來罵人。

可是，我竟然越胖看起來越老——頭髮因爲不當減肥而變得稀疏，皮膚沒有因爲油光而滑嫩，反而因爲清潔不徹底而變得粗糙，越來越懶散的習性把自己弄得不修邊幅，常常連鬍渣都不刮，我甚至開始喜歡穿起老人家的長袍馬褂，因爲這是唯一夠寬鬆的衣服，不會緊勒著肚皮。

行動力變得遲緩也是造成我看起來一副老態龍鍾的原因。

走路因爲雙腿承載著龐大的體積而顯得蹣跚搖擺、腦子好像因爲積了太多肥油阻礙了神經的傳達而變得遲鈍、講話相形之下也變慢了、連笑都慢了好幾拍，經常朋友已經進行到下一個話題了，我才突然笨拙地「呵呵！」笑兩聲。

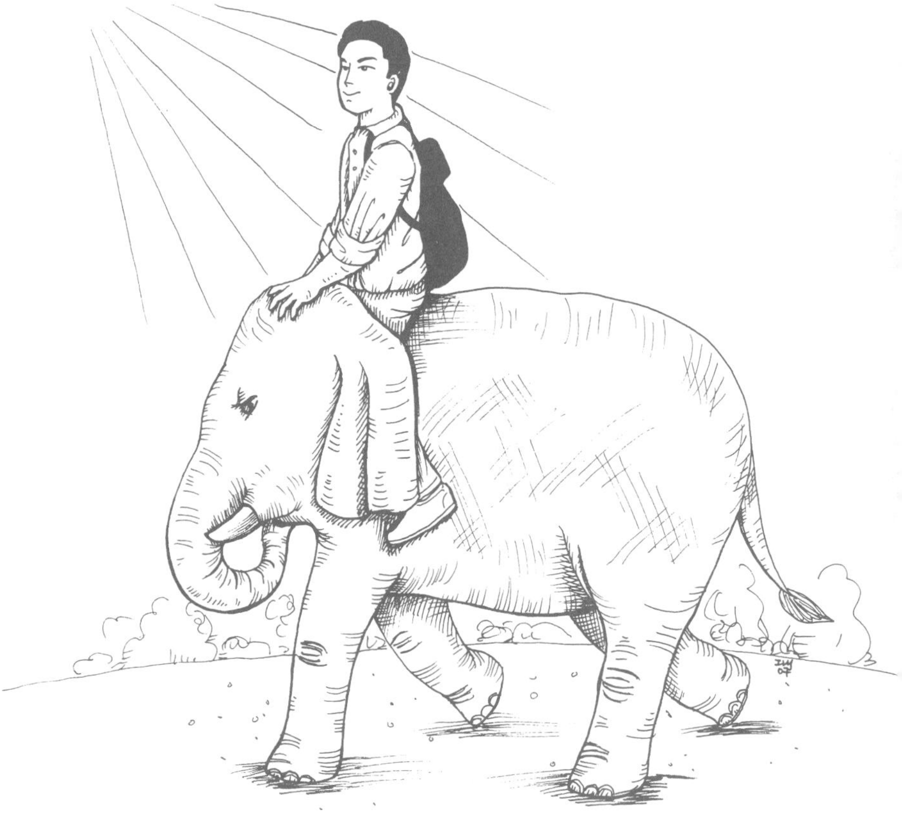

我想這大概就是爲什麼大家用台語叫胖子的時候，總會在「大塊」後面加個「呆」字。

父親很喜歡爬山，以前我常常陪他到台中大坑附近的觀音山，他的體能狀態很好，所以我們通常在行進間都不需要停下來休息。

自從我發胖後，每每父親都已經爬到山頂了，我還停在半山腰喘氣，登山步道的階梯因爲我而開始塞車，噸位太大使得後面的人群沒辦法穿越，我的速度又像蝸牛一樣，走幾分鐘就要停下來休息。經過比較寬闊的路段，我就會側身讓後面的人先過，每個都是白髮蒼蒼的老人家，可是跟我比起來，他們簡直可以用「健步如飛」來形容。

岳父在北京開設的工程公司常會辦火災逃生應變的講習。有一次我陪岳父去參加逃生演習，十個人分成一組，沿著繩索一個一個疊著爬上一層樓的高度。

七十幾歲的岳父都已經爬上去了，而我還站在原地一步都爬不動，我們這組的幾個彪形大漢想把我拉上去，竟然還是怎麼也拉不動，我只能尷尬地看著上頭所有人很入戲地替我焦急著，響徹雲霄的警報聲似乎也在嘲笑著我。如果眞的發生火災，我想我大概就只有等著被燒死的命運了。

《最後還是會》專輯中，我們遠赴泰國拍攝音樂錄影帶，現在再看到〈I Wish〉這首MV裡我騎著大象的畫面，都會很感傷。

I Wish I Can Fly
陪你去愛　再將天空找回來
昨天的傷害難以忘懷
你受的罪我明白

螢幕裡的熊天平深情地唱著，像是正在對現在的我身上這一團肥油哀悼著。當時身輕如燕地跳上跳下，沒想到後來我自己都胖得跟大象一樣，想來也眞是夠諷刺的了。

瘦皮猴不能了解的苦

以前上華唱片香港分公司有個女同事長得很胖，因此她對自己很沒自信。其實她胖胖的還滿可愛的，待人親切友善，和同事之間的相處也很和睦融洽。

我常鼓勵她，一個人的外表不是全部，當她眞誠的微笑、熱心的助人時，從內心散發出來的良善，才是最美麗的。

但她說：「走在路上，好像大家都把我當瘟疫一樣，迎面走來的路人會很誇張地讓出一個大空間，深怕被我撞到似的；去戲院看電影，常會聽到隔壁座位的人直呼眞倒楣，位子被擠得好小；買衣服的時候，店員總是用鄙夷的眼神看著我正在翻動的衣服，好像怕我去試穿會撐破了他們的衣裳；我永遠買不到漂亮的洋裝，永遠不能像個小女人一樣穿著小圓裙高跟鞋；坐車的時候，我不能坐前座，安全帶會勒得我喘不過氣；和久未見面的朋友碰面，我不能和他們擁抱，因爲肚子會卡在我們之間，讓我伸出手也抱不到對方；朋友都把我當開心果，但沒有一個男孩會想和我交往。」

「像你們這種瘦的人，是沒有辦法了解我們胖子心裡的苦的。」

我是眞心覺得她是個很好很好的女孩，但她也確實一語道中了我不能想像的世界。

那時的我正當紅，走在路上，路人都會開心地對我微笑，歌迷驚呼：「熊天平！幫我簽名。」看電影吃飯逛街，總是有人認出我而來熱情地招呼，我可以每天穿著造型師準備的華服，筆挺的西裝、亮麗的襯衫、貼身的T恤、窄口的牛仔褲，無論怎麼穿大家都會稱讚帥氣。

我眞的無法想像被輕蔑眼神注視的人生。

隔了幾年，那位女同事打電話給我。

她很感謝過去我對她的鼓勵，並且跟她分享很多我自己保持身材的方法，她後來很努力地按照我提供的方法減肥，眞的瘦下來了，也交到一個很好的男朋友。

我很心虛地恭喜著她。

當時我的體重已經九十五公斤了，想到以前我還那麼自信滿滿地對她說著「內在美比外在美重要」那套大道理，如果她看到我現在這副德性，不知道會有什麼反應。

對，就是這種心情，我不知道她會有什麼反應。

她會轉過頭去和同事竊竊私語地嘲笑我嗎？還是直接笑我風水也會輪流轉？

也許她會用過來人的經驗，告訴我減肥需要的恆心和毅力，或者，她會和我以前一樣開始闡述善良的心才是最美的。

但我知道即使她也曾經那麼胖過，我還是沒有辦法聽進任何一句。

胖子的苦，只有現在是胖子的人才最能明白。

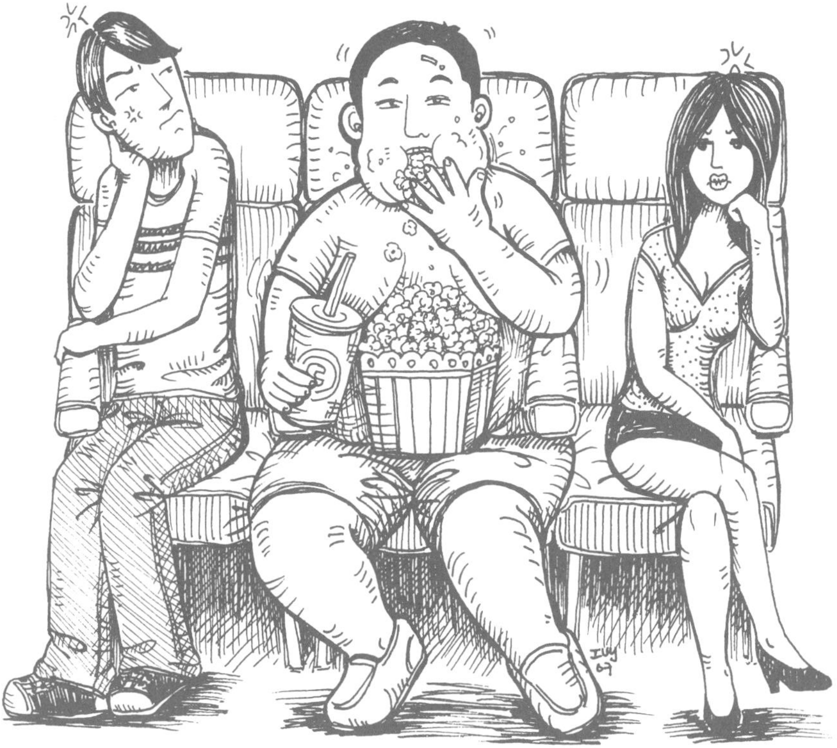

胖國王的魔鏡

有人問過我，難道在變胖的過程中，從來就沒有曾經照著鏡子看見腫脹的自己，而感到羞愧決心減肥嗎？

我想了好久，講了個「白雪公主」的故事給他們聽。

白雪公主的後母皇后擁有一面魔鏡，皇后每天都問魔鏡：「魔鏡啊魔鏡！世界上最漂亮的人是誰？」魔鏡像奉承著慈禧太后的李蓮英一樣，總是迎合皇后，大聲地讚揚她就是世界上最美麗智慧有權力的女人。

直到魔鏡看到了白雪公主，她那天眞無邪的笑容、黃鶯出谷的嗓音、悲天憫人的純善，在在相對地突顯了皇后蛇蠍毒辣的醜陋。

於是，魔鏡第一次說出了實話，讓壞皇后從雲端跌到谷底，從幻夢滾回現實。

在我的城堡裡，大家都像魔鏡般地捧著我。

老婆喜歡抱起來肉肉的我、岳父很會包我最愛吃的餃子、岳母常常買一堆糕餅來，並且非常高興我總是相當捧場地吃掉大半。

那些眞的鏡子呢？我根本不想問它們意見！

沒有一個胖子會站在鏡子前超過三秒。

以前瘦的時候在北京認識一個古董商，身材矮小肥胖，很像阿諾演的電影《龍兄鼠弟》裡那個鼠弟。

我們常常一起去洗三溫暖，每次看到他脫光了衣服後裸露出的大肚子，都覺得不可思議，怎麼有人能忍受自己變成那副德性。

怎麼有人能忍受？是啊！怎麼有人能忍受？

當我最胖的時候，有一天又和這古董商朋友一起洗三溫暖。

我們一邊脫衣服一邊開心地聊著天，突然，我瞥見了旁邊的落地全身鏡，我和他兩

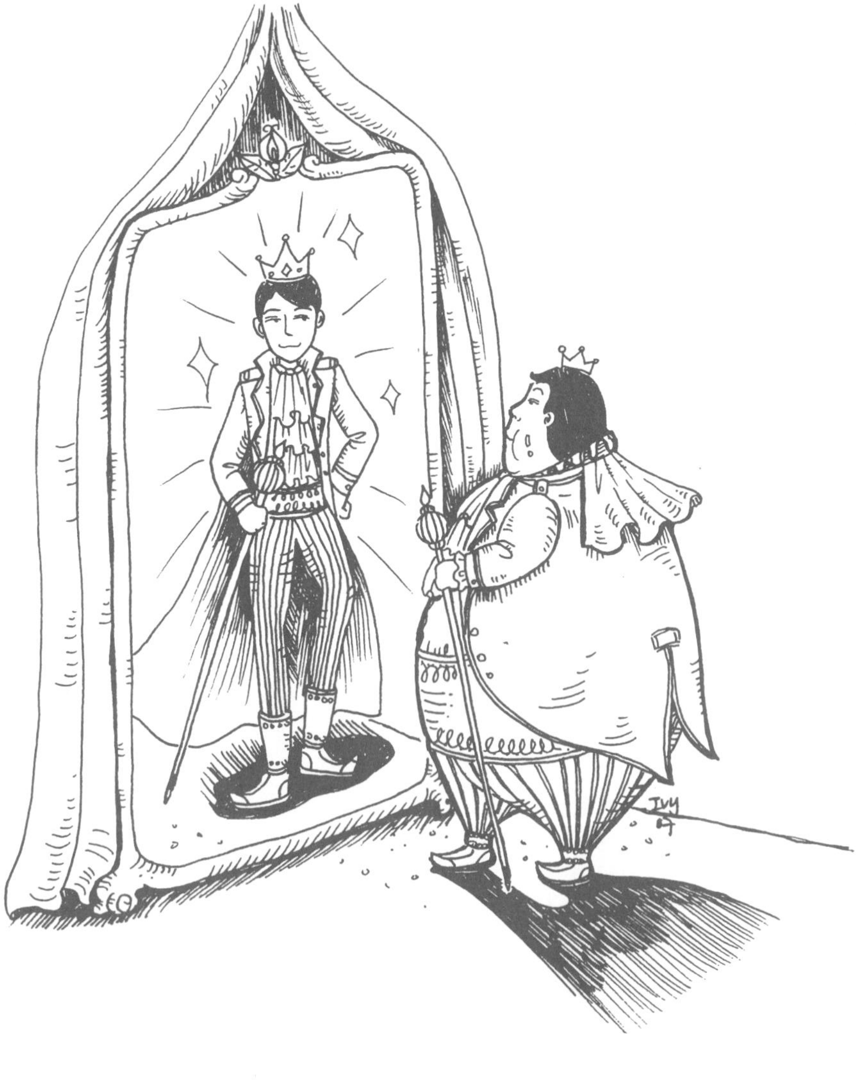

個人赤裸裸地站在那鏡子前，就像龍兄鼠弟一樣，我整整大了他兩號。

我像是被魔鏡狠狠地羞辱了一番的胖國王，抓了條其實根本就包不住我的浴巾衝進淋浴室，久久不敢走出來。

直到現在，我還經常夢見那可怕的景象，夢見那從幻夢滾回現實的殘酷。

多了三十幾公斤的肥肉，我現在走在街上，
根本不需要喬裝就沒有人認得出我。
這對一個藝人來說是極大的打擊，
即使商家正在播放著〈愛情多惱河〉，店員還跟著哼唱著，
但我站在他面前就像路人甲一樣。

希望我是Nobody

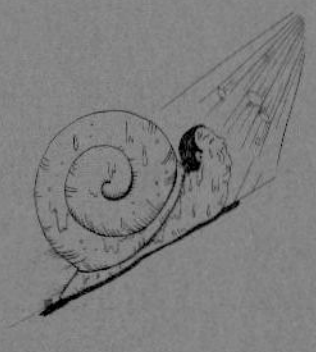

Chapter 2

他鄉遇故知

人們總認為，吃不到懷念的家鄉菜，看不到熟悉的連續劇，開心時沒有朋友一起嘻笑分享，難過時找不到人擁抱泣訴，異地遊子獨自在人生地不熟的國度，是多麼地孤獨悲哀啊！

但暴肥的我，工作重心轉往大陸之後，最害怕的竟然就是——他鄉遇故知。

剛開始發胖時人還在台灣，我每天躲在台中老家不敢出門，深怕有人認出我來，那種驚訝的異樣眼光，比刀子更傷人，會硬生生地殺掉一個人的自尊。

那時我常想，如果我從來就沒踏進過演藝圈，從來就沒嘗過被歌迷崇拜的走紅滋味，那麼，就算我再怎麼肥胖醜陋也都無所謂了。

也許這樣的人生會過得自在一點。

後來住到北京和楊洋結婚，因為內地觀眾對台灣歌手多半歌比人熟悉，所以我在那兒不用再怕出門有幾百雙眼睛盯著，不用再猶豫要不要對著迎面的人群尷尬地微笑，可以比較像個普通人一樣地逛街吃飯。

但山水總是有相逢，在大陸上通告，還是會常常遇到台灣藝人。好一點的狀況，他們根本認不出我是熊天平，曹啓泰就曾經從我面前走過而眉毛都不動一下。

難堪一點的，會對著我搖頭歎息，或是冷潮熱諷。

有一回在文章的北京新歌發表會上，向來言語犀利的黃安就直接對著我說：「你再不減肥，就乾脆轉行了吧！」

二〇〇五年的春節參加中央電視台「愛飛翔」聯歡晚會，當時我幾乎已經穿不下任何稍微帶點舞台效果的服裝，唯一擠得下的一套西裝是《雪候鳥》專輯在法國拍MV時，上華的副總許常德硬是向才採購回來的導演林錦和手中買來的。

（如果你們還記得王祖賢被狗仔拍到暴肥的新聞，應該也看過其中一張照片被指稱和王祖賢牽手的大隻佬吧！那就是林錦和導演。）

那天一起上節目的還有姜育恆，我們在後台準備吃晚飯的時候，姜哥走到我面前開始一陣數落，「他媽的熊天平！你怎麼有辦法把自己吃成這副德性？」

我知道是我那已經受不了的經紀人和姜哥商量好，要他用尖銳的話語來刺激我，勸我眞的該痛下決心減肥了。

我被姜哥罵得啞口無言。

但當他轉身後，工作人員拿了兩個便當給我和老婆，我竟然把兩個都吃掉了……

唱歌會喘的歌手，無法揹吉他的吉他手

從樹德工專、文化大學的學生時代以來，揹著吉他唱歌一直是能讓我最興奮開心又安定情緒的夢想。

想像自己是瓊瑤文藝電影時代的俊俏男主角，修長的指尖彈奏著迷人的樂曲，唱著一首首動人的情歌，溶化那些充滿愛情憧憬的少女心。

自己摸索著每根弦跳躍出來的音符，編織成屬於自己的旋律，甜蜜的、愉悅的、哀傷的、沮喪的一切心情，都能細細地珍藏在心底。

簽約上華唱片準備出片當歌手時，父親送了一把五萬元的精緻手工雕刻吉他給我。

從首張專輯《愛情多惱河》一路走來，我總是揹著它到處演唱，台灣、香港、內地、新加坡、馬來西亞，每一個足跡踏過的地方，吉他都能給我最安全的慰藉。

當時小熊家族剛成立的時候，中區會員還幫我特別設計了一款小熊揹吉他的可愛圖

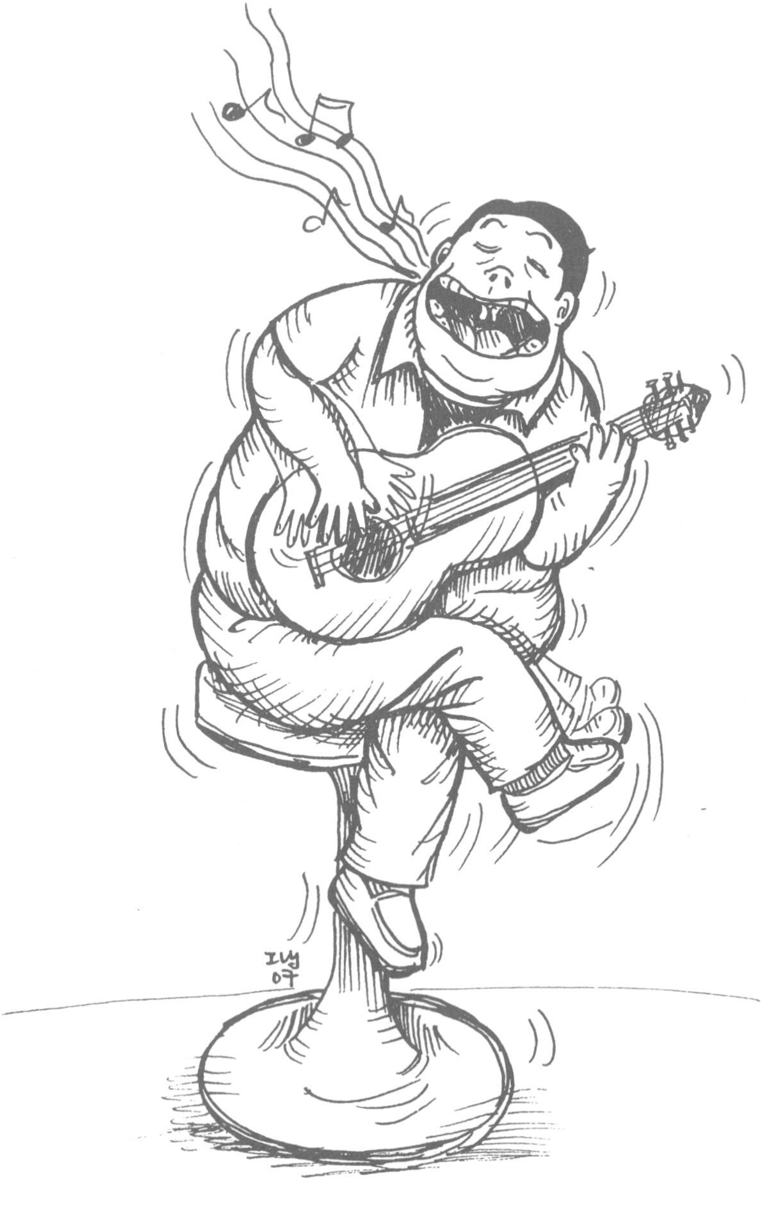

像，吉他儼然就像鳳飛飛的帽子一般，成爲我的標準配備。

直到一次在廣州某個酒吧演出，老婆楊洋用DV拍下台上忘情歌唱的我，回到家我自己看了幾乎想把吉他丟掉。

弧形的吉他音箱頂著我那渾厚的大肚子，就像是兩個大胖子擁抱在一起。

若是身處中南美洲的森巴樂隊，也許還有一絲熱情浪漫的情境，但配上我那自以爲是情歌王子的陶醉表情，簡直就像《驚聲尖笑》模仿基努李維下腰那麼可笑。

從此，我不太敢再揹著吉他站上台，我想，那就專心地唱歌吧！

沒想到唱歌漸漸地對我也成了一種負擔。

腰際上那顆大肚腩，並沒有讓我變得像帕華洛帝那樣的中氣十足，反而是每唱到了高音轉折的地方，就開始氣喘吁吁地快厥過去了。

尤其是讓我得到金曲獎最佳作詞的《火柴天堂》，這首曲子的旋律緊湊，能換氣的地方不多，因此對肺活量是很大的考驗，連曾經唱過這首歌的齊秦都說確實不容易，更讓我對這首創作感到驕傲。

沒想到我最愛的一首歌，竟在發胖後讓我總是唱得上氣不接下氣，糗態畢露。

每次　點燃火柴　微微光芒　看到希望　看到夢想
看見天上的媽媽說話
她說　你要勇敢　你要堅強　不要害怕　不要慌張
讓你從此不必再流浪

有一次我竟然在台上唱到最後一句的時候，整個岔了氣卡住完全接不下去。台下歌迷還對著我大叫：「熊天平！不要害怕不要慌張！」天啊！什麼時候我連一直賴以維生的專業技能都無法勝任了？我曾經也是暢銷二、三十萬張唱片，還得過金曲獎的專業歌手熊天平耶！

給非洲貧苦的小孩一顆糖果

我在網路上看過一篇文章：

給非洲貧苦的小孩糖果，是件極其殘忍的事。
他們生活窮苦，衣不蔽體，甚至連飯都沒得吃。
現在給了他一顆糖果，是他的人生中第一次嚐到「甜頭」。
這是多麼美妙的滋味啊！
必定是上蒼賜予的恩德！
我想，他連做夢都會惦念著，笑著，滿足著。
然後呢？
然後，帶來糖果的天使走了，他們又回到人間煉獄。

繼續挨餓，繼續在夢中期盼著再嚐一次甜美的果實。
然後，終生活在無窮的慾望卻無法被滿足的痛苦中。
無慾則剛。
沒有慾望，就能剛強地面對逆境。
可惜人哪！
一旦看過最美的風景，就會愛上。
愛上後，就無法再接受任何瑕疵。

在上華唱片的時候，我和許茹芸、齊秦、動力火車曾經隨著張艾嘉導演參加世界展望會的飢餓三十活動，到非洲盧安達探望因戰亂飢荒貧困而挨餓受凍的災民。

當我們抱著一桶桶的巧克力軟糖發給那些骨瘦如柴的孩童們，看著他們期待欣喜的眼神，囫圇吞棗的滿足，我從來沒想過在我們離開之後，他們會連夢中都在惦念著這糖果的甜美。

我從來沒想過，原來我們自以爲溫暖的救贖，其實卻會讓他們往後的日子更失落難

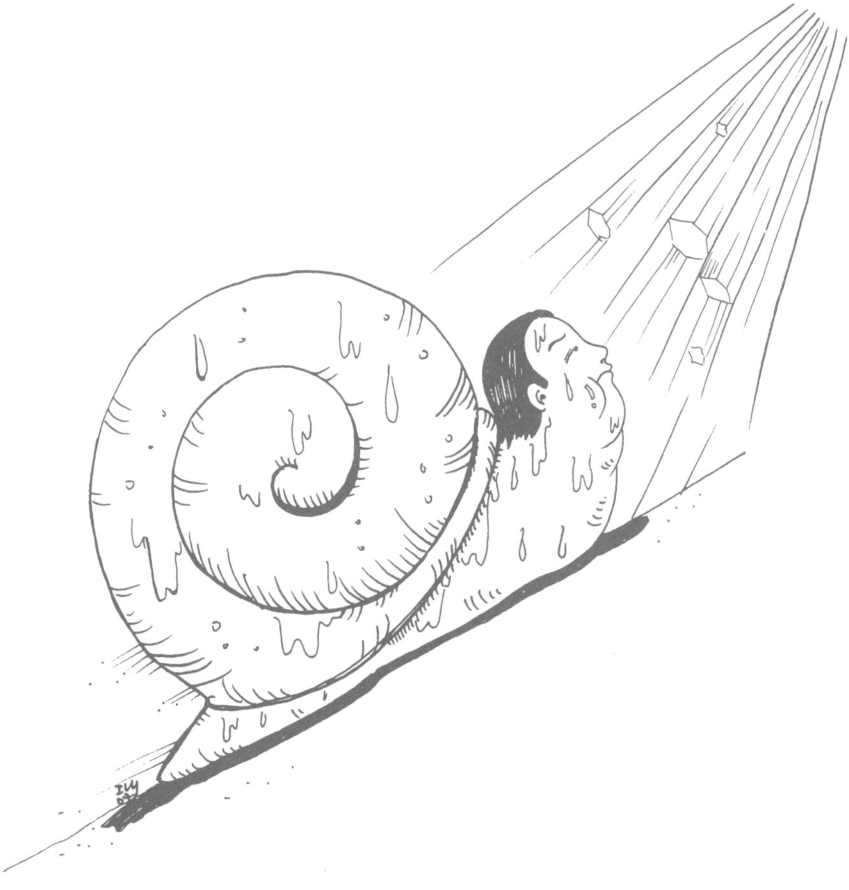

熬。

直到我得開始鎮日吃水煮魚片、燙青菜和芭樂減肥後，我想我終於能體會那篇文章的意涵了。

我曾經嚐過沙朗牛的鮮嫩、炸雞排的酥脆、提拉米蘇的綿密，當這些美味不再出現在我的生活之中，那種慾望無法被滿足的恐懼，眞如作者所形容的人間煉獄。

無慾則剛的境界眞是難如登天啊！

我想起了當時我們爲飢餓三十活動唱的主題曲《蝸牛》，現在聽來，還眞該當作我現在的主打歌。

我要一步一步往上爬　等待陽光靜靜看著它的臉
小小的天　有大大的夢想　重重的殼裹著輕輕的仰望
我要一步一步往上爬　在最高點乘著葉片往前飛
任風吹乾　流過的淚和汗　總有一天我有屬於我的天

女人・香

去中非盧安達的旅途中，每逢轉機，整個機場總是充斥著各種香味。

當有黑人經過身邊，迎面撲鼻而來的濃郁古龍水味，幾乎到了嗆鼻的程度。領隊說這是因爲黑人身上的體味比較重，所以他們會塗抹香水來遮蓋，非洲的機場一半以上都是黑人，自然形成了百香齊放的局面。

當時我還暗自慶幸著，還好自己一向蠻注重個人清潔衛生，即使只是到家裡附近的超商買東西，也要梳裝整齊乾淨，我喜歡洗過澡後身上殘留的沐浴乳香。

我總覺得，要是沒有特別的場合活動而刻意擦了香水，好怕被誤會是有狐臭，欲蓋彌彰。

但發胖了之後，身體無法控制地隨時隨地都在飆汗，尤其北京夏天會酷熱到接近四十度的高溫，連舉個手，汗水都會從手臂一路滑過肐肢窩到肚皮，T恤總是在腋下沾染出兩坨汗漬，全身黏膩得散發出陣陣汗臭，不管洗幾次澡都沒用，汗水很快地沖刷才抹了沐浴乳的身體，然後又開始發臭，連自己聞了都會做噁，更遑論身邊的人。

每次與人相約談事情，看到對方摸一下鼻子，我就會滿腦子胡思亂想，覺得他一定是受不了我身上的臭味，搞不好就因爲這樣，我可能又搞砸了一個合作機會。

因此，我開始買起了香水。

以前到百貨公司，我都是從三、四樓的男裝部逛起，現在我會流連在一樓的化妝品專櫃，拿著香水試紙在鼻前搧啊搧，把試用品沾在手背虎口的位置仔細聞，還會和老婆討論哪個牌子出了新款的薰衣草香味，宣稱可以舒緩神經。

整層樓幾乎都是女性，而我就像和她們一樣的女人，對著香水品頭論足，如果我還是像以前清瘦時那般斯文秀氣，肯定會被認爲是男同志。

其實一般的男同志普遍都有很好的生活品味，對服裝造型的搭配很有獨到的見解和風格。

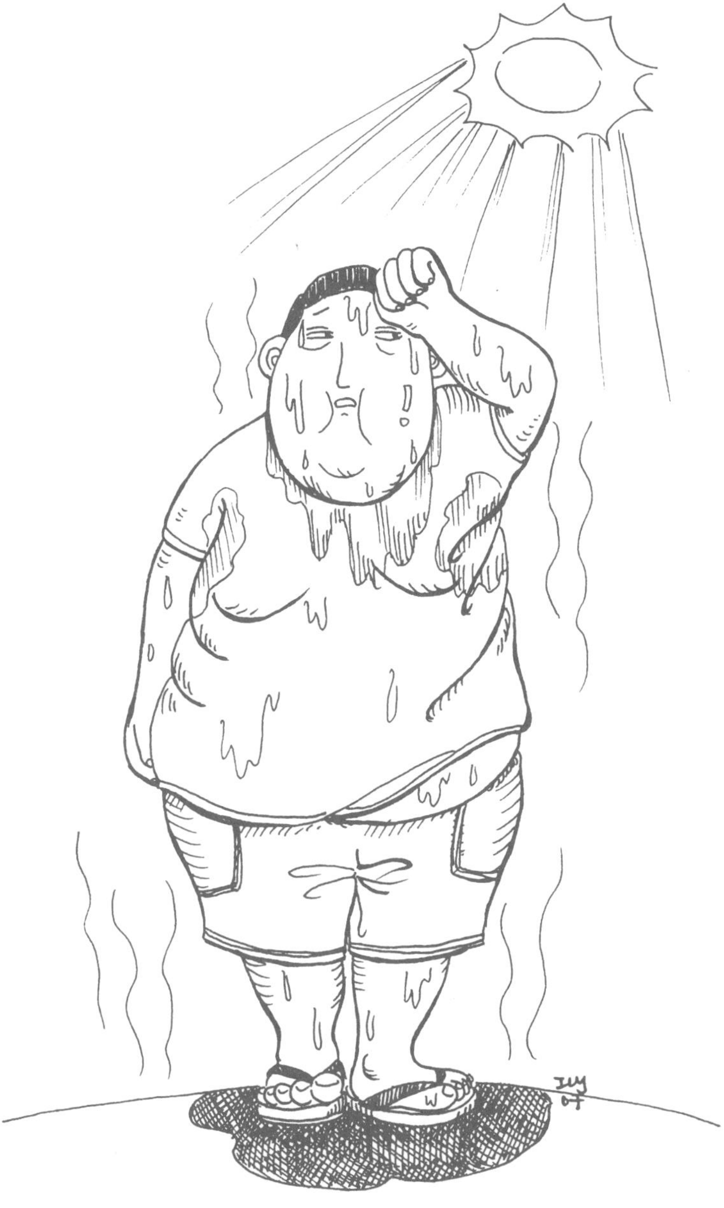

沒想到我開始注意起香水搭配的細節品味，竟是因爲肥胖帶領出來的興趣。只是我沒辦法像男同志和女人們一樣，輕輕地沾一點在頸間就能散發出淡淡的香味，我得用最濃郁的香水大量地塗抹，才能靠這女人香來遮蓋住我那胖子臭。

親愛的，你要當媽媽了！

有一年冬天在北京，當時氣溫大概只有零下七、八度，已經飄雪了。

那天楊洋到外地辦事，我突然感冒發高燒，整個人暈眩得沒辦法起身，只好找她哥哥楊海帶我去醫院掛急診。

我們到了三〇一航空醫院，我躺在急診室的病床上，楊海怕我冷，特地幫我戴上一頂毛線帽，又蓋了一條被子，我整個人只露出一張臉在外面。

護士過來幫我打針，我虛弱疲憊得講不出話來，都是由楊海在跟護士交談。護士幫我掛好點滴後離開，在她拉上簾子時轉頭回來跟楊海說：「小心幫你老婆保暖，別讓她受涼了，孕婦生病很麻煩的！」

楊海看著九十公斤的我，白色被褥下覆蓋的大肚腩像座山一樣的挺立著，確實就像個懷胎九月的孕婦。

他大笑著抓住我的手，用極其誇張的語氣故意裝得很驚喜地說：「親愛的，你要當媽媽了！」

我突然想到阿諾史瓦辛格主演的《魔鬼二世》，他在虛構的電影情節裡扮演著大腹便便的孕夫，結果我現在竟然在現實生活裡活生生的變成了一個大腹婆！

其實這顆大肚腩還不只是讓我被誤會成孕婦，我甚至也因此眞的成爲產婦用品的消費者。

由於穿著色彩鮮豔的衣服會讓身軀看起來更胖，所以長期以來我都儘量穿深黑色的服裝登台表演。

有一次在北京桃花節的特別節目，工作人員希望我配合舞台佈景的色調，穿一件鮮黃色的T恤，但那件衣服實在是會讓我的肚子看起來更加突顯，讓我很爲難。

岳母很熱心地建議我去買孕婦產後調整體型專門穿的塑身衣，她說塑身衣會將鬆軟的贅肉束緊，並且還能雕塑線條。

由於隔天就要演出，我在騎虎難下的狀況下，只好硬著頭皮和老婆到百貨公司的產婦塑身專櫃詢問。

專櫃小姐看著楊洋說：「其實您太太的身材已經恢復得很好了，沒什麼必要穿塑身衣，如果怕瘦下來之後的表皮鬆垮，可以試試看我們的緊膚霜。」

我簡直羞愧得想挖個地洞鑽進去，藉故說我們再研究看看，拉著楊洋趕忙走人。

我們又到另外一家百貨公司，這次我跟楊洋說好，讓她去跟專櫃小姐直接說明是我要穿的，我可沒辦法再承受之前那種尷尬的誤會了。

小姐拿了一件最大的尺寸給我試穿，我在更衣間裡死命地把肉往緊繃的塑身衣裡塞，但我只扣了兩個釦子就氣喘吁吁得叫救命，最後由兩個服務小姐費了九牛二虎之力才一起幫我把一整排十個釦子扣上。

穿了塑身衣後，體型確實有稍微看起來比較結實，肚子也沒有那麼放肆地垂掛著，於是我很高興地買了兩件。

之後，無論有沒有通告演出，我每天都穿著塑身衣，就眞的像是孕婦產後一樣。

但不知是不是因爲我實在太胖了，穿上塑身衣後就有快窒息的感覺，我得每十分鐘就把釦子解開透透氣。

另外，太過緊繃的布料把肚皮擠出很多勒痕，長時間悶得密不透風的皮膚也開始紅

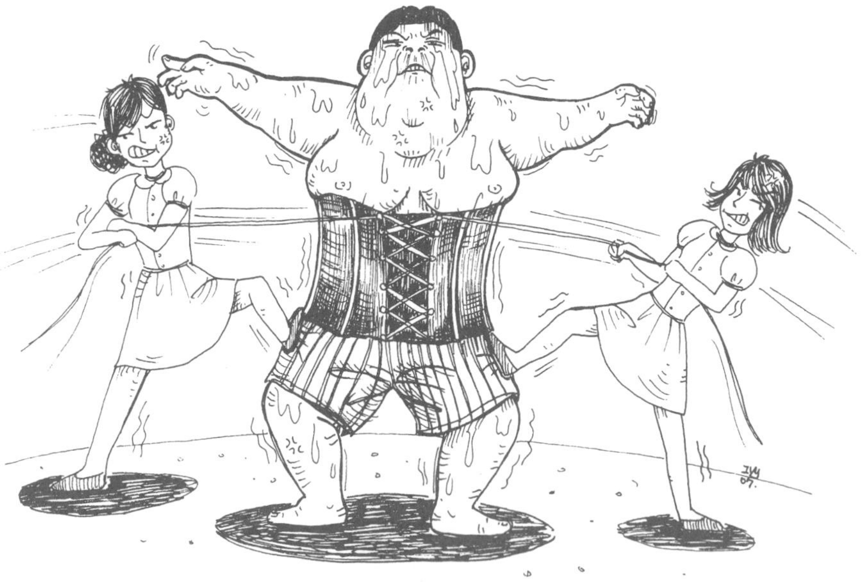

腫長疹子，每到夜晚總是癢得無法入睡，經常抓癢抓到皮都破了，隔天再穿起塑身衣，被勒住的傷口就會刺痛難耐。

我不知道那些產婦們怎麼有辦法忍受每天穿著塑身衣，但一分耕耘一分收穫，她們一定是有過人的毅力和耐力，讓我對那些媽媽們又更欽佩了。

我和楊洋一直計畫要生小孩，沒想到八字還沒一撇，我已經先她一步當上了「產婦」。

哦！眞糗！

今日頭條：熊天平暴肥三十公斤！

發胖後，我一直很抗拒參加朋友的婚禮，在賓客川流不息的筵席之間，我總覺得他們除了討論新娘手上戴的鑽戒幾克拉之外，最大的焦點應該都會在我身上。

「那個是唱〈雪候鳥〉的熊天平嗎？」

「哇靠！他怎麼腫得跟豬一樣！」

但我要結婚了，醜媳婦終要見公婆了。

楊洋那麼年輕漂亮，醜的當然是我。勒著脖子的領結和勉強扣起的訂製超大西裝，像是隨時會綳開般，如同我隨時都在擔心著台灣的媒體歌迷朋友看見我暴肥的模樣。

二〇〇五年我和楊洋在北京登記結婚，隔年三月二十七日，我們回到台灣補請喜宴。

前一天晚上，婚紗店老闆娘打電話給我，告知明天會有媒體到場。

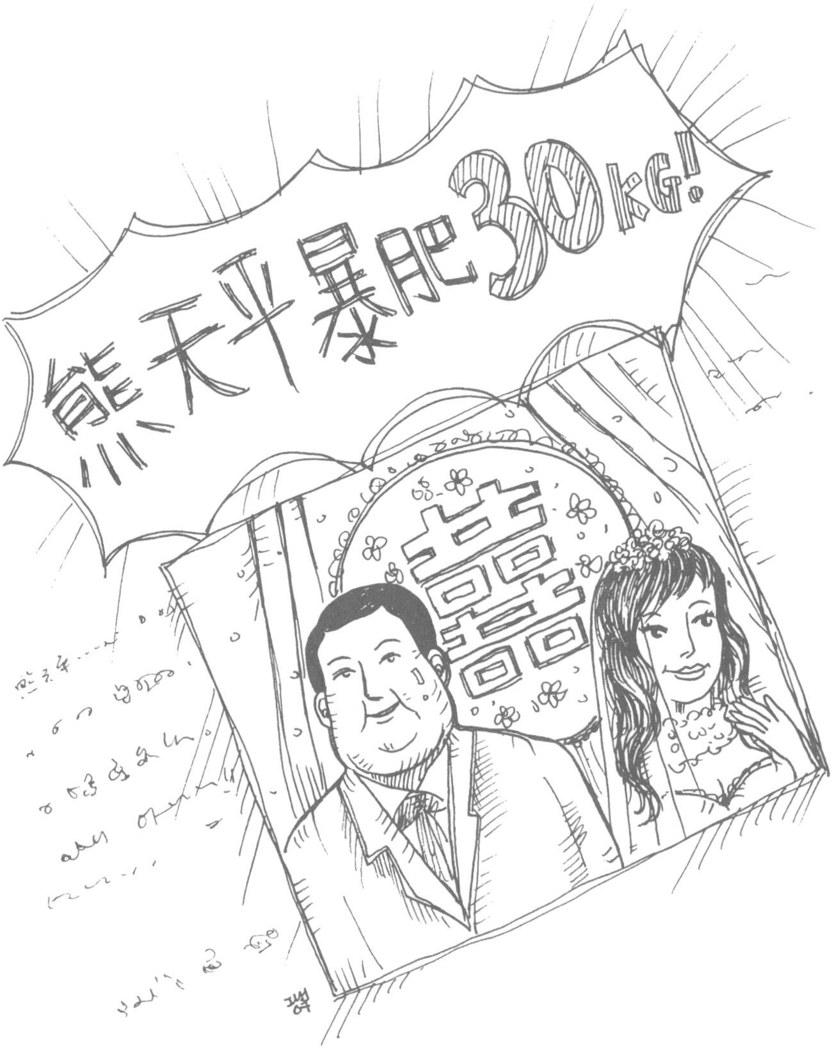
熊天平暴肥30KG!
囍

她那輕描淡寫的語氣，讓我僥倖地認爲只是一兩家她熟識的婚紗線平面記者，不外乎就是報導一些婚禮相關的新聞。

隔天一早當我睜開眼，還沒來得及感受這一天開始的喜悅，就狠狠地打了個晴天霹靂。

我家門口擠滿了電視台的攝影機和SNG車，在我踏出家門那刻，照相機咖擦咖擦地響個不停，十幾支麥克風衝到我擠出三層肥油的下巴前。

眼前的景象就像在孤兒院裡長大的小女孩嫁到了三代同堂的大家族，所有的家族成員都用放大鏡打量著這個小媳婦穿什麼、臉頰耳垂是否飽滿福氣、屁股是否豐厚適合生小孩，猜測著她有多大能耐可以伺候這滿滿一屋子人。

我幾乎就要崩潰地躲回屋子裡，打電話通知所有賓客今天的喜宴取消了。

但該來的還是會來，該面對的誰也不能逃避，於是我只能強裝鎮定地笑著感謝媒體朋友的道賀，並且配合了某個記者提出的要求，清唱一段《愛情多惱河》。

我不停的追逐
那黑色的幸福
就像是矇上眼睛
追逐你的路

天知道此刻我有多想矇上眼睛，像鴕鳥一樣，我看不見他們，也沒人能看見我這副窘態。

相較於大陸記者會直接問我：「你不覺得你現在這個樣子，已經不具備作藝人的資格了嗎？」這麼尖銳的問題，其實台灣的媒體真的很善良，他們並沒有咄咄逼人地繞著我肥胖的身軀問些難堪的問題，我做了整個晚上噩夢恐懼著明天報紙出現的「熊天平暴肥三十公斤」頭條標題，最後也很溫和地以「熊天平娶得南京美嬌娘，甜蜜享受心寬體胖新婚生活」帶過。

我希望我是Nobody！

二〇〇五年結婚，和楊洋到洛杉磯渡蜜月時，我已經胖到一百公斤了。

那時我們是跟旅行團一起去的，大陸籍的導遊一直說我很面熟，於是我就謊稱我是熊天平的叔叔，原本只是開個玩笑，沒想到他相信了，讓我糗得不敢再承認。

整趟行程裡，團員們常常會來問我關於「我姪子」的消息，大家似乎都還蠻喜歡熊天平，對他的歌曲也都很熟悉，但竟然沒有一個人會懷疑我就是熊天平本人。

直到最後一天，我們在送別晚會上，大家要我唱首熊天平的歌，我才唱了一段〈火柴天堂〉，導遊就瞪大眼睛看著我問：「你應該就是熊天平吧？」

我可以感覺到自己瞬間漲紅了臉，從頭皮到脖子整個發燙起來，我承認也不是，不承認也不是。

接著，其他人也開始加入討論，「對啊對啊！你就是熊天平嘛！我還想說怎麼你們叔侄倆連聲音都那麼像哪！」「唉呀！你怎麼胖那麼多啊？」「你以前挺清秀的啊！我女兒還在房間貼了你的海報呢！」「你看起來真是老了三十歲了，難怪我們都相信你是熊天平的叔叔！」「來一起拍張照吧！回去我看有沒有人能猜出你是誰。」「是啊！我也要跟你拍張照，我敢打賭沒有人會相信你就是熊天平呢！」

天哪！我已經可以想像這些人回大陸之後，會把熊天平暴肥的消息以一傳十、十傳百的速度傳播出去，這將會是他們往後一個月茶餘飯後嗑牙閒聊最津津樂道的話題了！

「藝人」，是個很矛盾的職業。

如果走在路上，沒有人認出你是誰，表示你不夠紅，我想沒有人會期望當個不紅的藝人。

但很多時候，藝人們又會刻意喬裝，戴鴨舌帽、眼鏡，甚至用口罩遮住大半張臉，希望保有隱私，和一般人一樣享受一頓安靜的晚餐，牽著戀情剛剛萌芽的戀人悠哉地看場電影散步談心，不要有歌迷認出而跑來要簽名，不要有狗仔跟蹤拍照，不要時時被放大鏡檢視著一言一行，不要隔天在蘋果日報上看到自己的名字登在頭版——那通常都不會是什麼好事。

我在矛盾的行業裡又比其他人更矛盾。

多了三十幾公斤的肥肉，我現在走在街上，根本不需要喬裝就沒有人認得出我。

這對一個藝人來說是極大的打擊，即使商家正在播放著〈愛情多惱河〉，店員還跟著哼唱著，但我站在他面前就像路人甲一樣。

曾經嘗過走紅的滋味，身後有歌迷跟隨著，路人會跑來讚許新歌很好聽，對照現在的落魄，我想起吳宗憲在被爆出已經結婚生子的新聞時曾經說過，「對一個藝人來說，有新聞就是好消息，即使是醜聞，都起碼好過沒沒無聞。」

我現在終於能體會這句話的意義，就算只是登在壹週刊的不青雲單元，被酸被損被嘲弄，也都起碼表示還有點新聞價值。

但矛盾的是，真的有人認出我來，我又很想極力撇清：「我不是熊天平！」

熊天平怎能是個一百公斤的大胖子？

我寧願人們就此遺忘了熊天平是誰，或者根本就沒有熊天平這個人出現過。

我只是平凡的熊威，沒有人會錯愕地看著我，沒有人會在網路上大肆地討論我。

沒有人……對！我希望我是nobody！

壞天氣

如果有人在你旁邊竊竊私語地議論著你，你會怎麼做？

你會刻意瞪視著他們，讓他們警覺你聽到了他們正在說你的壞話而感到不好意思，還是爲了避免尷尬而裝作沒聽到？

我常常面臨這樣的局面，總是從眼角餘光看到幾個人指著我唏唏簌簌地談論著，聽到幾個冒出來的字眼「豬」、「腫」、「肥油」、「噁心」，不用想也知道話題正在我的身材上打轉。

剛開始我也會很生氣，覺得這些人太沒有禮貌了，在離我那麼近的距離毫不遮掩地批評我，但是，我怎麼有臉轉過頭去表現我的怒氣？

我確實是胖得連自己都感到噁心了，我又怎麼能要求別人笑嘻嘻地看著我一身的肥油？

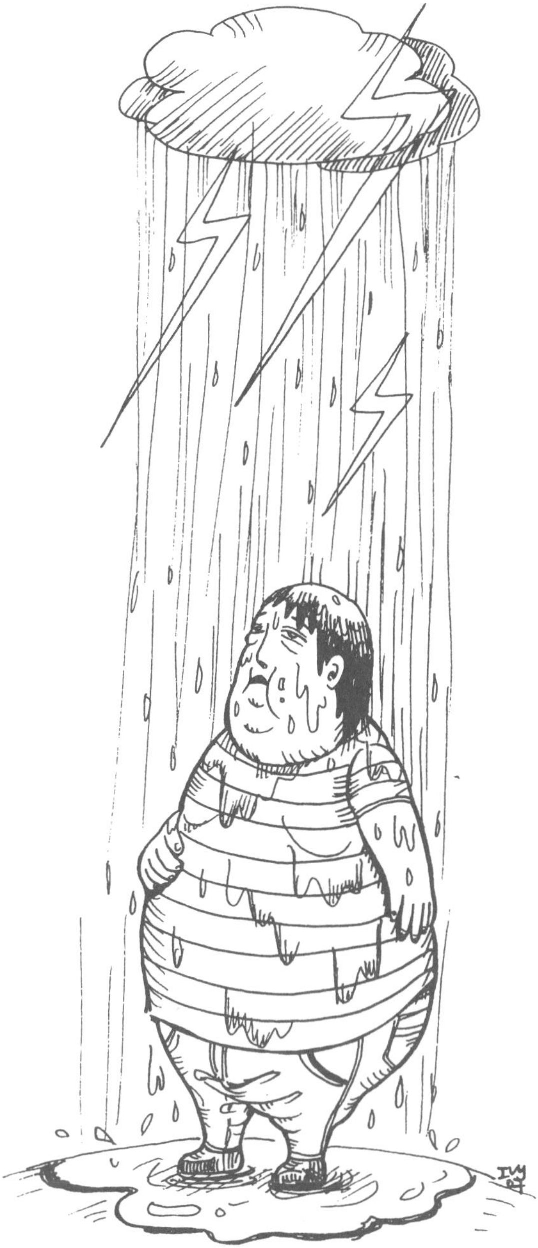

我開始變得越來越不敢見到人群。

當有人看著我的時候，我就會想，他的焦點一定鎖在我那腫得快看不見眼睛的臉頰上，心裡驚恐地想問我怎麼有勇氣把自己吃成這副德性。

以前我每天都會安排很多行程，約製作人聽錄好的demo帶、約企劃聊聊創作的靈感、約造型師逛街買些流行的行頭、和老同學喝咖啡談天、計畫去哪裡旅遊散心。

變胖之後，我連和鄰居在電梯裡碰到，都不敢與對方交談打招呼。

推掉所有朋友的邀約，還會裝神祕，有朋友明明已經在我家樓下打電話給我，我會故意說我人在台中或高雄之類的，深怕他會直接上門按電鈴。

如果眞的有推不掉的餐會，爲了怕被朋友取笑，我都不敢放肆地大吃，和他們一樣吃一客牛排，但根本就不夠我塞牙縫，只好回家再狠狠地吃到飽。

減少了交際聚會的餐費，與人連絡都只用電話，電話費因而暴增。

個性也變得陰沉多了，我不敢笑，臉上儘量保持沒有任何表情，因爲我看過自己笑得臉上橫肉擠成一團的照片，醜得讓以前隨時活在閃光燈下的我，現在看到照相機就想逃跑。

越來越沒有自信，到後來，我連幽默感都沒有了，當別人在開玩笑的時候，無論是在說誰，我都會心虛地懷疑是不是在影射我什麼。

和老婆之間也出現了障礙。

我在楊洋面前都不太敢脫衣服，洗澡更衣的時候總是躲躲閃閃、遮遮掩掩的。

過去我常常會買玫瑰花巧克力送楊洋，後來這些夫妻之間的浪漫情懷越來越少，我覺得胖子搞浪漫這套會更讓人作嘔。

我甚至懷疑我大概患了自閉症。

以前喜愛的一切休閒活動都提不起我的興致，連最愛的音樂也不想聽了，整個CD櫃佈滿了灰塵。

我唯一的興趣是養魚，和魚兒們隔著玻璃對看一整個下午，把心裡的難過委屈向牠們傾吐。

「為什麼你們總是整天不停地吃，卻還是如此輕巧悠哉自在的活著？」

我最常去的地方是動物園，看看大象、熊貓、河馬，感覺終於找到同類，在牠們面前我可以不用再羞愧得把肚子遮起來。

我也常常一個人開著車到空曠的海邊去大吼，對著陰冷的烏雲大喊：「爲什麼我的人生會變成這樣？」

有一天，我從海邊開車回家，心情低落沮喪得恨不得立刻消失在地球上。途中，聽到電台播放Daniel Powter的〈Bad Day〉，我忍不住落下了眼淚。

我想將這首歌送給和我同樣經歷著人生低潮的朋友們。

是啊！天空終有放晴的一刻，眞正桎梏著我們的，其實都是不敢面對自己的恐懼和心魔。我的身邊有著爲我打傘的親人朋友，壞天氣又何足畏懼？

Chapter 3

胖極亂投醫

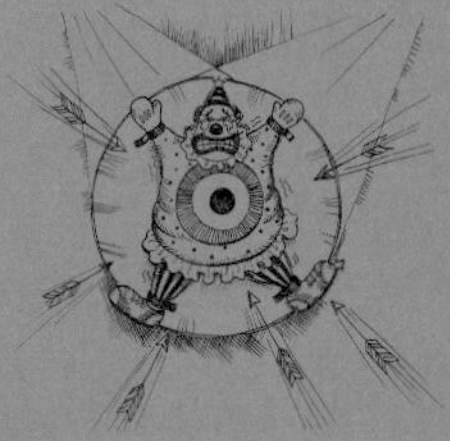

我常常看到新聞報導有人亂吃減肥藥而產生副作用，但我相信很多胖子都和我有一樣的心態——

我現在這個樣子，又肥又醜、失去工作機會、被人輕蔑嫌惡，

那些副作用相較之下都算不上什麼大不了的症狀了。

我一心只想趕快瘦下來，所以，只要聽說什麼藥有效，我根本不會管它含有什麼成份，

當然，通常這些藥也不會標示成份。

老婆，是我拖累了妳嗎？

靠著《愛情多惱河》、《雪候鳥》、《火柴天堂》等專輯的走紅，我在大陸的知名度一直還算不錯，健康清新的形象也讓各省大小電視台爭相邀請我上節目。

大陸新聞不像台灣那麼五花八門，尤其娛樂圈的消息，除非像趙薇把日本國旗穿在身上那種重大失誤，藝人們的現況和動向，很少會被密集地強力播放。

於是，當我帶著臃腫的身軀到了各家電視台攝影機前，聽到的都是此起彼落的驚呼和哀嘆聲。

有一次在江蘇上通告，我正在台上深情地演唱，後台兩個演員用嫌惡的口吻議論著。

「他怎麼胖得像豬一樣？」

「肥成這樣還有臉出來拋頭露面，眞是不知羞恥！」

楊洋坐在角落，一切都聽在耳裡。

其實類似這樣的對話經常發生，老婆總是當玩笑一般地敘述給我聽。剛開始我會失落難過，但工作還是得照常，面帶微笑面對群眾。漸漸地我對那些閒語諷刺越來越麻木，像是在聽別人的笑話一樣，一笑置之。

另外一次上中央電視台最大型的演唱節目「歡樂中國行」，我唱了一首四分多鐘的〈雪候鳥〉，結果後來節目播出只有兩分鐘畫面。

老婆打電話去詢問製作單位，得到的結果是：「熊天平真是太胖了，畫面醜得噁心死了，叫我們怎麼播啊？」

那一天，導播被監製臭罵了一頓，痛責他怎麼會請這麼個有礙觀瞻的藝人來上通告。

後來我也才知道，原來每一次我上完通告，幾乎每個節目的導播和工作人員都會被監製責難。所以到了最後，只要上過的節目，就不會再發通告給我。

這時我才驚覺，「肥胖」不僅讓我失去尊嚴，連基本的工作機會都快沒有了。甚至曾經是大陸歌手的老婆，也因為我的關係，而遭到很多演出單位的拒絕。

我被冷嘲熱諷是活該，畢竟大啖美食的愉悅是我自己在享受的，所有的後果應該由我自己承擔。

然而，最苦的是楊洋。

她每天在外面要忍受著別人對她老公的閒言閒語，網路上總是有網友把我的暴肥歸咎於她對我的放任，還說她是故意把我養胖，好讓我失去魅力就會一輩子乖乖待在她身邊。

回到家，她知道我很沮喪，所以不願把那些壓力加諸到我身上，常常安慰我，笑著說就是喜歡我胖胖可愛的樣子。

除了痛心，我不知道我爲她是否曾經帶來幸福過。

老婆，是我拖累了妳嗎？

作夢都會流口水

我常常在心裡默默地發下宏願：「明天，我就會開始立志減肥！」

我盤算著明天一早起床，先喝一杯脫脂牛奶，吃一顆蘋果，接著到附近的公園慢跑一個鐘頭，然後回家蹲個馬桶沖個澡（聽說牛奶配蘋果會拉肚子）。

中午，我只要吃一塊水煮魚片、一盤燙青菜、一顆葡萄柚，下午到三溫暖烤箱蒸三十分鐘，讓肥油隨著汗水排掉。

晚上六點之前，吃完一顆水煮蛋和一顆芭樂後，再去公園慢跑一個鐘頭，然後回家洗澡刷牙，不再進食。

我不想將這個計畫告訴老婆和任何人，因爲我不確定明天起床，我是不是眞的記得，或者是眞的能做到。

我失敗了無數次，每次當我起了減肥的念頭，那天晚上睡覺就會從夢中驚醒。

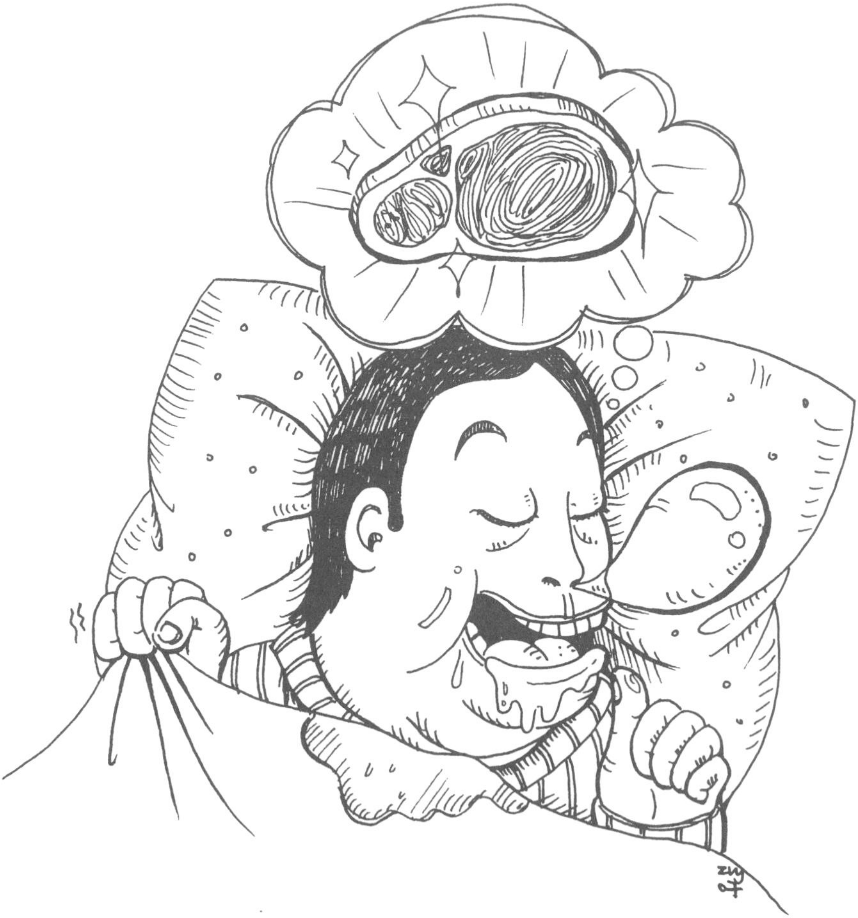

我夢見我置身在像電影《巧克力冒險工廠》一樣的樂園裡，那裡的樹上結著飽滿的水餃元寶，樹幹是一支支炸得金黃的雞腿；地上鋪著滿滿的燒肉，還點綴著和花朵一般五顏六色的草莓巧克力起士蛋糕及布丁蛋塔；一道豐沛的瀑布流瀉著一條條刀削麵，匯入可樂、雪碧、沙士、香草奶昔等不同的池子，池子裡十幾種麵包像魚兒般悠然地漂流著。

我手上抓著嘴裡呑著肚皮撐著大快朵頤，突然我想到，我正在減肥！

我看著整個樂園裡的食物開始啜泣起來，伸出手向我揮別。

天哪！這就叫天人永隔嗎？我這輩子再也看不到聞不到摸不到吃不到它們了嗎？

於是，我也落淚了，然後從夢中驚醒，嚇出一身冷汗。

隔天早上，當我起身走到廚房，手放在冰箱門把上想拿脫脂牛奶出來，眼睛卻盯著餐桌上的一大袋麵包，想到夢裡它們含淚望著我的景象……

我放棄了！明天再減肥吧！

有一回，我決定將我減肥的計畫告訴老婆，希望得到她的支持，藉由她的督促加強我的自制力。

那天晚上我又作夢了。

突然，老婆把我搖醒，問我在笑什麼？

我張著口瞪著她，嘴角流著一道口水。

我不敢告訴她，我正夢到我像電影《馬達加斯加》裡的獅子模仿《美國心玫瑰情》的凱文史貝西，躺在柔軟的床上，一塊塊粉嫩的牛排如玫瑰花瓣般飄下，我伸出雙手擁抱著它們，欣喜快樂得猶如第一次親吻老婆。

雞鳴狗盜

雖然我講得一口頭頭是道的減肥理論，但其實在第一個月的時間我多數都在自打嘴巴，不停地破功。

食物就像家人一樣，它們曾經和你那麼親密地一起生活，突然之間全都消失在眼前。

然後，當你又看到了久違的香蒜炸雞腿，會懷念起童年時父親拿著手套投球陪你揮棒練習；經過義大利餐廳聞到臘腸pizza傳來濃濃的起士味，和小時候依偎在母親懷裡吸吮的氣味一樣芳香；麵館裡師傅揉搓著麵糰包著一籠籠的湯包，好像奶奶用手捏著你的小臉蛋；菲力牛排在鐵板上滋滋作響，彷彿又聽到了外婆哼著搖籃曲哄你入睡；糕餅店櫥窗裡的草莓冰淇淋蛋糕，讓你想起第一次撫摸著老婆光滑柔嫩的肌膚。

於是，你就忍不住思鄉情懷，伸出手擁抱那些魂縈夢牽的美食了。

因爲我總是會在不自覺中破戒，一旦吃了起來又沒辦法停止，然後隔天後悔莫及地怪罪老婆沒有好好督促我，所以我漸漸覺得和老婆一起吃飯的壓力變得好大。

一方面當她制止我，我會莫名的生氣，另一方面又產生了極大的罪惡感，明明是我要她對我嚴格一點的，怎麼能對她發脾氣？

後來，我開始連老婆都瞞騙了。

我會偷偷地在廚房和工作室藏很多食物，就像「雞鳴狗盜」一樣，腦子裡對食物慾望的神經一鳴叫起來，我就會開始當起小偷。

有一次，岳母在北京一間很有名的「稻香村」糕點店買了兩袋蛋糕甜點來，我直接把一袋藏在廚房的調味櫃裡。

晚飯過後，我藉口說不該吃飽就懶在沙發上，要幫大家切水果活動一下，然後跑到廚房，故意用刀子大聲地剁著砧板，另一手抓著蛋糕狼吞虎嚥地吃了起來。

其實這種情形經常發生，有時候誇張到即使藏起來的食物都過期發霉了，我還是無法克制地把它塞進嘴裡。

還有一次，我到北京中央電視台「夫妻劇場」節目錄影，結束後工作人員把當天的通告費交給楊洋，我很開心地跟她說：「我們就拿這筆酬勞去吃飯吧！」

到了餐廳，我點了一盤肉絲蛋炒飯，才吃幾口，楊洋就很嚴肅地問：「你還要繼續吃嗎？」當時我還沒有意識到她正在提醒我已經超出了該吃的量，於是沒有理會她，繼續大口扒著。

當我幾乎快吃完整盤的時候，楊洋再也忍受不了地站起來，拍著桌子大罵：「今天連製片都來跟我說你實在胖得離譜了，你還不知道要節制嗎？他們都說你這個樣子沒有人會想再請你上節目，你不覺得事態已經嚴重到失去很多工作的機會了嗎？你不爲自己想，能不能爲我想一想？我被別人說得面子都不知要掛哪了！」

我漲紅著臉羞愧得無地自容，立刻放下筷子衝到廁所，死命地用手指壓著喉嚨和舌頭催吐。

可是那一整盤飯像粘了三秒膠一樣地黏著我的胃壁，任憑我怎麼挖怎麼摳，只有眼淚不停地滑落。

我像鬥敗的公雞，垂頭喪氣地走回老婆身邊，道歉懺悔，直說再也不敢了。

但是那天回到家，我竟然還是趁著老婆去洗澡的時候，偷偷躲到工作室，吃下前兩天藏的奶酥菠蘿包……

肥胖不是病，胖起來一堆病

在當歌手之前，我曾是滑雪選手，對於一個運動員來說，強健的體魄和用不完的精力應該是最足以自豪的。

但這些都在我日漸發胖的身材中流失了，伴隨而來的是終日的昏昏欲睡、外觀的蒼老疲態，和許多大小疾病的隱憂。

除了連走路都容易喘得上氣不接下氣、脖子經常緊繃無法轉動、前面曾經提到過的香港腳，及皮膚因爲塑身衣和衛生清潔不徹底造成紅腫發疹，另外還有幾個症狀已經嚴重影響了我的健康和生活。

腰椎

先前因爲拍戲時受傷造成椎間盤突出的腰椎，肥胖之後過多的脂肪贅肉更讓腰的負荷壓力加重。

我不能久站，很容易感到腰痠背痛，坐著時得靠著椅背或是拿墊子倚在腰後，走路時常常會像孕婦一樣，不自覺地用手托住腰，我想大概是因爲我和她們一樣都有個大肚子吧！

醫生除了開藥給我之外，要求我要每天做復健運動，趴在地上像仰臥起坐一樣反方向的將背脊往後仰起，強健腰椎的伸展力量。

但是我的肚子實在太大了，趴下來整個肚子頂在地上，壓迫著五臟六腑，難受又不方便，讓我總是耍懶有一天沒一天地隨便做兩下就結束，當然，腰痛的毛病就一直好不了。

膝蓋

電影《拳霸2》裡面曾經提到，大象最脆弱的部位在於牠的四肢，由於體型龐大，四肢承載著全身的重量，很容易在受到外力攻擊時瓦解，男主角便是從這個道理中體認出一套拳法，和那些彪形大漢對打時，專攻他們的膝蓋和腳筋。

我的雙腿也和大象一樣承受著我一百公斤的重量，可想而知這對我的膝蓋是多大的負擔。

醫學報導指出，以一般情況而言，走在平地上，膝蓋要承擔體重的四倍壓力，而在下樓梯或走斜坡時，負擔可達體重的七倍之多，所以越胖的人越容易有膝關節的病症。

有一年我和家人到北京昌平區的滑雪場，以前我可以一整天連續滑個二、三十趟都不嫌累，那次我只滑了三趟，膝蓋就開始劇痛，回家之後連爬樓梯都很困難，整個膝蓋腫起來，冰敷也無法消腫。

兩天後我到醫院照X光檢查，醫生說，幸好主宰潤滑關節和吸收震盪緩衝摩擦作用的膝關節半月板沒有受傷，但我的鈣質過度流失，以致於做像滑雪這類對膝蓋承載壓力比較大的運動時，就很容易造成膝關節傷害。

後來又有一次，我到黑龍江電視台錄製歌友會，活動結束後我和楊洋到吉華滑雪場，我牽著她用倒退的方式帶著她滑，一個不小心我們的滑雪板互相打到而摔倒，這次我的膝蓋甚至痛到無法走路，趕快又到醫院掛急診。

醫生比對我兩次照的X光片，警告我鈣質流失比之前更加嚴重了，問我是不是有在吃什麼藥物？

當時我確實因爲想減肥而吃了很多種減肥藥，醫生說，許多減肥藥爲了抑制食物熱量的攝取，連帶影響了身體所需營養素的吸收。

另外，我喜歡吃大魚大肉，之前還試過「吃肉減肥法」，體內吸收過多的蛋白質會造成酸性體質，人體一旦酸質化，身體爲了維持平衡，會從骨骼中提取鈣質來中和酸性，維持微鹼狀態，這些都是加速鈣質流失的兇手。

醫生說我的骨骼狀態已經接近六十歲的老年人，我嚇得趕緊把那時正在服用的減肥藥停止，每天吃一顆鈣片，後來聽說芹菜富含鈣質，我現在也每天吃一根西洋芹來補充。

掉髮

我在過去兩年亂吃各種減肥藥的時候，頭髮急遽掉落。

每天起床都會發現枕頭上留有很多頭髮，洗頭掉得最多，嚴重的時候，洗完頭用毛巾擦拭都會掉個一、二十根，連隨便抓一下頭皮撥一下頭髮也會掉下三、四根。

家裡的地板上到處都有一堆髮絲，楊洋是長頭髮，所以從長度就可以看出幾乎都是我掉的。

剛開始我以爲是因爲身體胖，頭髮容易出油，堵塞了毛孔導致掉髮，但在一天洗兩次頭之後，情況完全沒有改善，我甚至開始擔心會不會是得了什麼癌症。

後來我詢問醫師，他說急速減肥應該是我掉髮的主要原因，過度的節食使得營養不均衡，如果一個禮拜減兩公斤以上就很容易造成髮質枯黃乾澀、頭皮和髮根脆弱，自然就會不正常的大量掉髮。

另外，我長期靠減肥藥來抑制熱量吸收，有的藥物一天就能瘦一公斤，而且大多都沒有成份標示，醫師說這些減肥藥可能都含有一些對人體非常危險的因子，掉髮已經算是比較輕微的副作用了。

致命慢性病的隱憂

肥胖的時候總是很容易頭暈目眩，尤其早上起床，會感覺天搖地動、眼前一片昏暗，手腳容易突然發麻，胸腔也經常氣悶，好像有一股氣卡住沒辦法排出，將胸口鎖得呼吸都不順暢。

我看過很多關於肥胖者容易罹患的疾病分析，高血壓、心臟病、高血脂、腦中風、脂肪肝、糖尿病、腎臟病、痛風、膽結石，甚至還有可能因爲咽喉氣道狹窄，而在睡眠中發生呼吸突然中止。

我一直不敢因爲頭暈手麻的症狀去看醫生，想到如果我這麼年輕就被醫生宣告有高血壓心臟病，眞不知道該怎麼面對接下來的人生。

直到我後來成功瘦下來了，對於那些肥胖時可能遺留下來的慢性病症，心裡還是會隱隱擔憂著。

不了了之的減肥路

胖子很少會對什麼事情積極主動的，除了「減肥」。

在我被肥胖壓得喘不過氣來後，我發現生活裡最讓我興致高昂的事情，就是到處打聽減肥祕方。

於是幾乎只要有朋友介紹、電視廣告宣傳、新聞媒體報導、網路流傳誰的親身經驗，甚至是不知哪裡道聽途說來的減重祕方，都會躍躍欲試。

只是這無數次的減肥路，總是在我無法堅定的意志和懶惰取巧的習性中，不了了之地收場。

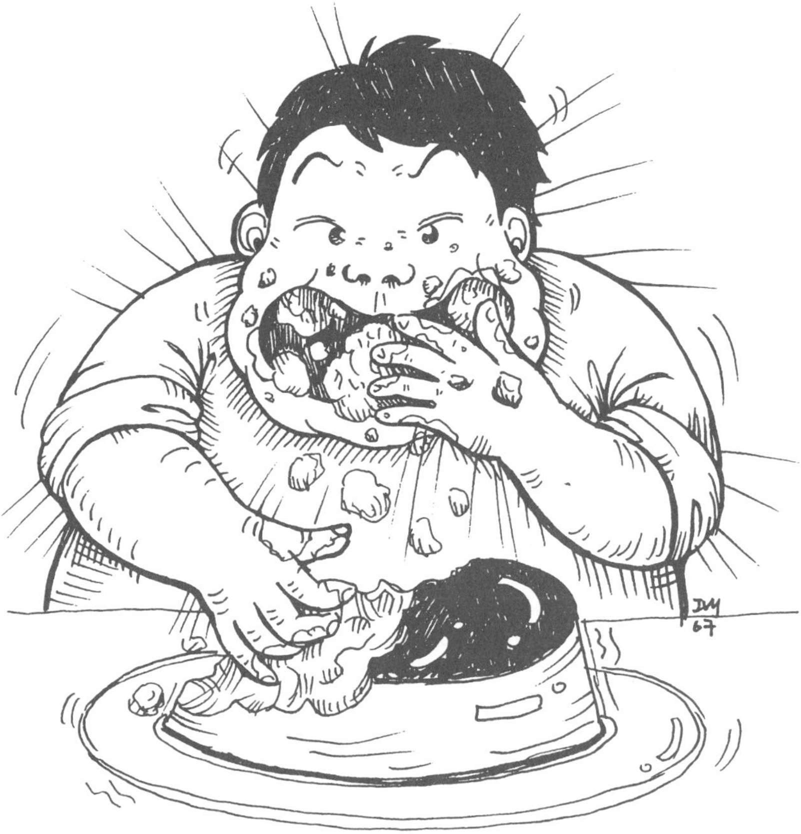

養樂多加檸檬汁

這是個曾在網路上盛傳的方法，養樂多富含幫助消化的益菌，檸檬汁的酸性物質具有加速代謝的功能，在餐前先喝一瓶以一：一比例調和的養樂多加檸檬汁，不但能減肥，還有養顏美容的功效。

結果是，我喝了之後胃口大開，不但吃得更多，還整餐都以一小瓶熱量就將近一百卡的養樂多當飲料搭配解渴。

一個月後體重不減反增，只好放棄。

原湯化原食

大陸的飲食傳統裡有個「原湯化原食」的說法，煮澱粉類食物時，其表面的澱粉會散落到湯中，當加熱到攝氏一百度時，澱粉顆粒會分解成含有消化酶的糊精，能幫助消化食物。

因此在吃完撈麵、水餃等澱粉類食物後，喝點原湯可以幫助減少食物累積腸胃中。這個理論讓很愛喝湯的我開心地養成了飯後喝原湯的習慣，每次吃完水餃都會喝三大碗餃子湯，當下雖然覺得相當飽足，但可能是因爲消化得快，所以沒兩個小時後又開始覺得餓了。

結果當然又是，越吃越多……

飯前先喝湯

後來我又聽說一個口訣：「飯前先喝湯，苗條又健康」，飯前喝湯不僅能佔據胃的容量，還可使胃內食物充分貼近胃壁，增強飽腹感，通過胃黏膜神經的傳導反射到食慾中樞，抑制攝食中樞的興奮性，從而降低食慾，減緩進餐速度，食量自然會減少三分之一。

廣東人就是靠這種每日一煲湯的方法控制體重，因此香港人很少胖子。

但是這種方法似乎不太適合我這種「病態性」的胖子，我一旦餓起來，一定要喝濃稠的湯，不但熱量更高，也不見得會讓我降低食慾。尤其我對食物的慾望經常不是來自於飢餓，而是腦神經裡應該有某個中樞中了迷戀食物的蠱，無論胃釋放了多麼飽的訊息到腦子裡，那個中樞還是會控制著我的手和口，不停的吃。

當然最後，飯前先喝湯這招也宣告失敗。

小鳥食譜

我當然也蒐集過很多種各大醫院和網路的減肥食譜，以低卡低熱量的食物控制體重。

那些食譜無論怎麼變化菜色，不外乎就是糙米、水煮蛋、烤過的全麥吐司、蒸或煮的瘦肉魚片去皮雞胸肉、水煮小黃瓜胡蘿蔔豆芽菜包心菜菠菜芹菜韭菜青椒茄子絲瓜、芭樂蕃茄蘋果葡萄柚等低水份的水果，早中晚三餐輪著換來配去，再怎麼吃，都是些折磨人的鳥食。

想當然的，不到一個禮拜我就受不了了，之後連著狂吃了幾天，把之前一個禮拜沒吃到的美食一次補回。

吃肉減肥法

這個方法不限制肉類的攝取量，但嚴格要求醣類及澱粉必須吃得很少，甚至不吃。

它的原理是利用飲食醣類不足的情況下，由肉類中的蛋白質和脂肪提供熱量。身體燃燒蛋白質和脂肪會產生燃燒不完全的中間產物——酮體，大量產生的酮體不但無法被身體吸收利用，而且當其排出體外時需要帶走大量的水分與離子，藉此達到快速減重的效果。

對於受夠了蔬菜水果那些鳥食的我，可以大快朵頤地吃肉，簡直是天大的福音。

我每天卯起來吃牛排、燒肉、雞腿、排骨，是我試過的減肥方法裡最能滿足口腹之慾，又不用忍受飢餓的折磨。

但連吃了一個禮拜後，我開始對肉感到噁心，每天夢裡都在想念著水餃刀削麵。

第八天，我和老婆走進那家常去的韓國燒肉店，她正開始點著家庭號特大帶骨牛小排，我再也無法忍受地對著menu大叫：「我要吃石鍋拌飯！」

於是，吃肉減肥法在我吃了一鍋拌飯兩鍋拌麵之後宣告結束。

吃油魚拉肥油

以前曾經流行過吃油魚減肥法，我記得馬雷蒙就宣稱過他都用這種方法減肥。

油魚生長在水壓較大的深海，難以利用魚鰾的氣壓來調節浮力，因此牠們體內會儲存大量的蠟酯，利用這種油脂來維持浮力，並能保暖。

人體對於蠟酯無法吸收，食用後會造成腸胃不適而產生腹瀉，最快三十分鐘就能把吃過的東西都排泄出來，達到減肥的功效。

我第一次嘗試這個方法的時候，覺得神奇極了，兩個鐘頭內跑了廁所十幾次，拉出的物質上會浮著一層油漬，讓我感覺好像身上的肥油開始溶化，整個人都輕飄飄了起來。

於是我請老婆去市場買了一大袋油魚，準備來好好迎接輕盈的人生。

但沒幾天之後，開始出現了尷尬的場面。

我在一個電視節目錄影現場，油脂不停地在腸子裡滾動，每隔五分鐘我就要請製作單位暫停讓我跑廁所，這樣來來回回了好幾次，最後只好以吃壞肚子來搪塞，告假收工回家。

冰箱裡那十幾塊油魚，當然就只落得丟入垃圾筒的命運。

針灸減肥

我在北京有個朋友介紹我到一家中醫院針灸，她說這是經過醫學驗證最健康的減肥方法，她自己已經成功地瘦了七、八公斤。

針灸減肥以中醫學經絡理論爲根據，用針刺激特定的經絡穴位，以平衡陰陽、調理臟腑、運行氣血、疏通經絡，經由調節神經系統、內分泌系統、水鹽代謝、脂質代謝的過程，一方面抑制過亢的食慾和胃腸消化功能，從而減少能量的攝取，另一方面促進能量代謝，增強能量消耗，促進脂肪的動員分解，達到減肥目的。

針灸減肥的種類很多，但多數還是要配合著控制飲食，於是我選擇了一個有點類似「吃肉減肥法」的蛋白質燃燒法，攝取大量的蛋白質，藉由針灸刺激穴位，加速燃燒熱量。

這個方法還能選擇要局部加強的部位，想瘦哪裡就多扎幾針，肚子手臂大腿都可以一次搞定。

這麼一來，我可以盡情地吃雞鴨魚肉和各種蛋製品，並且烹調的方式不是清淡無味的水煮，反而是要用豬油，食物變得更香更美味，讓我深信這次一定可以持之以恆。

剛開始我確實瘦了幾公斤，但沒多久問題又來了。

這個方法必須每兩天到醫院去針灸一次，可是我因爲工作的關係常常需要到大陸各地演出，沒辦法按期針灸。另外由於烹調食物要用豬油，在外地工作的時候很難眞的確實執行。

最後，這個方法又在不了了之下結束。

晚上六點後不進食

所有的減肥方法都會強調晚上應該儘量少吃，因爲夜間腸胃處在休息狀態，攝取的熱量會囤積在體內，進而變成一塊塊肥肉附著在身上。

於是我當然也試過在睡前六小時內不進食，以我通常十二點睡覺的作息時間，晚餐就在傍晚六點以前吃完。

但這實在是對意志力極度嚴苛的考驗。

總是一直找理由推卻朋友邀約相聚，非得出席時也只能喝著苦澀的黑咖啡，嚥下口水看著他們吃；老婆吃晚餐的時候，我就只能趕快躲進工作室寫歌，其實腦子裡都在想著她正在吃什麼，哪能彈出個什麼旋律來！

好不容易挨到睡覺時間，肚子早就咕嚕咕嚕的狂叫了，翻來覆去根本睡不著。

第一天終於在餓得發暈下昏睡過去，但對於食物的所有慾望全部在隔天起床後爆發，彌補的心態造成從早就開始猛吃。

過了幾天，意志越來越脆弱，像數羊一樣地催眠自己一點都不餓這招再也不管用了。

最後，我爬起來到廚房煮了泡麵來吃，一連吃了三碗，才滿足地上床睡覺。

所有的飲食控制法都沒有超過一個月的試用期，並且結局反而都是以又增加了一、兩公斤收場。

運動，碰運氣動一下

用飲食控制體重，對我似乎很難奏效，還得配合著運動來加強。

但因爲之前在大陸拍戲期間不當的運動方式造成椎間盤突出後，我不再能做劇烈的運動，加上一年內暴增了半個過去的熊天平，那些肥肉重重的施壓在雙腳上，根本連站立都沒辦法支撐太久，更別提上跑步機跑步了。

當然我以前維持身材最主要的仰臥起坐，也因爲肚子大到像懷了三胞胎一樣，身體最多只能抬高到離地板五公分（其實搞不好只有頭抬起來罷了）。

但還是得動啊！因此我得想出一些奇招。

曾經有一個月的時間，只要我和老婆有出門，在回家的半路上我就會叫她放我下車，然後自己慢跑回家。但總是跑個三分鐘就開始喘了，接下來幾乎是用走的回去。

我想這樣跟散步沒兩樣，一點用處都沒有，那麼我必須加重走路的能量消耗。

於是我在雙腿綁上啞鈴，雖然一樣是走路，但每個步伐都需要花費多三倍的力量。

這招是以前在當滑雪教練時加強腿部肌肉力度的訓練方法，只是今非昔比，過去做起來輕鬆得很的事，胖了之後眞是心有餘而力不足。

最後，我攔了計程車，從此再也沒叫老婆放我下車了。

我還試過「保鮮膜減肥法」，用保鮮膜將全身包裹得密不透風，讓身體溫度升高，增加排汗。

剛開始一個禮拜，我眞的瘦了一、兩公斤，我以爲這個方法和運動流汗有異曲同工之效，而且我甚至只是坐在沙發上就會冒汗，簡直就是懶人的福音。

但有一個晚上，我把保鮮膜拆掉後，喝了一瓶一百五十西西的酸奶，隔天起床量體重，竟然硬生生的又胖了回來。

我沮喪得說不出話來，我這麼辛苦的每天把自己包得像木乃伊一樣，忍受汗如雨下的燥熱，搞得皮膚紅腫全身長滿溼疹，結果才一瓶酸奶就讓過去一個禮拜的心血付之一炬。

以前我曾經迷上溜直排輪，常常到國父紀念館和那些年輕人們切磋。

胖到九十五公斤時，我竟然異想天開地打算重拾這個興趣，當作減重的運動。

結果，當我溜完第一圈，輪鞋的底座就硬生生的「咖！」一聲裂掉了。

另外，我也做過減肥操、用ＯＫ繃纏手指穴位、買過瘦身霜來擦，甚至買過日本很流行的減肥拖鞋，這種方法大概一般都是女孩子在使用，所以我買到的拖鞋還是女生的size，穿起來像古代裹小腳的女人，走起路來搖搖擺擺隨時會摔倒。

不過這些林林總總的懶人減肥法，我也都是有一搭沒一搭的想到才做，所以也根本沒什麼成效。

說實話，就像「世上只有懶女人，沒有醜女人」的說法，要減肥，也唯有眞的付出體力耐力毅力才能成功，若是投機取巧耍懶，那麼，運動就只是碰「運」氣才「動」一下的障眼法罷了。

病急亂投醫

常言道：「病急亂投醫」，這句話最能形容久胖纏身的我，終日到處打聽減肥祕方，試過各種飲食控制方法都宣告失敗後，開始走上吃減肥藥一途。

我常常看到新聞報導有人亂吃減肥藥而產生副作用，但我相信很多胖子都和我有一樣的心態——我現在這個樣子，又肥又醜、失去工作機會、被人輕蔑嫌惡，那些副作用相較之下都算不上什麼大不了的症狀了。

我一心只想趕快瘦下來，所以，只要聽說什麼藥有效，我根本不會管它含有什麼成份，當然，通常這些藥也不會標示成份。

蘆薈減肥藥丸

我在北京住的小區，藥房老闆向我推薦了這種蘆薈藥丸。他說蘆薈富含大黃素，可以幫助消化、促進新陳代謝，把身體內的毒素排出體外，是一種天然的減肥藥。

大概就是他說的大黃素屬於寒性物質，會導致嚴重腹瀉，因此在餐後服用，很快的就會拉肚子，把當天吃的食物熱量排掉。

但光是拉肚子只能讓我維持體重，並不會因此瘦下來，還因爲我自恃反正吃下去的東西都可以立刻拉出來，所以吃東西就更不節制了。

玫瑰五棗茶

這是我母親在常去的菜市場裡買來的茶包，大概有點類似之前電視曾經報導過的玫瑰蜜棗茶，宣稱可以消脂瘦身、有效去除體內油脂、清除腸胃宿便、改善內分泌失調，還可以調理血氣、嬌嫩肌膚、消除疲勞、舒緩神經緊張。

剛開始在飯後喝一杯五百西西的玫瑰五棗茶，也是能夠很快地拉肚子，大概四、五天可以瘦一公斤。

但可能是因爲我本身就不太有便秘的問題，拉肚子能消除我身上脂肪的效果有限，瘦了三、四公斤後就沒有用了。

中藥粉

我有幾個朋友吃中藥減肥都很成功，但聽說中藥裡可供減肥的種類很多，適用於不同肥胖產生的症狀，因此我特地到北京一家中醫院，讓醫師針對我的肥胖體質調配藥粉。

這一次的效果相當好，一個月可以瘦三、四公斤，而且除了拉肚子和大量排汗之外，身體完全沒有任何不舒服的感受，我吃了三個月就減去十公斤，整個人消了一大圈。

但好景不常，我在前面提到去黑龍江滑雪時摔倒而膝蓋劇痛，那次我把我正在吃的中藥粉給醫生看，他說減肥中藥裡多數含有「大黃」，有清熱解毒、加強腸道蠕動的功效，可以抑制大腸內水份的吸收，以促進排便，但若服用過量會影響鈣質的吸收，導致骨質疏鬆。

於是我只好停止服用，三個月減去的十公斤，在一個月內又胖回來了。

泰國減肥藥

泰國減肥藥應該是減肥藥裡最有名、效果最強的一種，聽說許多藝人和模特兒都是吃這種藥來減肥。

泰國減肥藥的主要成份是甲狀腺素製劑和利尿劑，甲狀腺素製劑可以提高人體的基礎代謝速率，利尿劑的主要作用則是排出人體內的水份和電解質。

但由於它靠著演藝圈的流行而造成風潮，於是市面上出現了很多「號稱」泰國來的假藥，裡面滲加了一種類似安非他命的中樞神經興奮劑「芬他命」，會引起躁鬱症、心血管瓣膜破壞、肺性高血壓，進而引發心衰竭等重症，而且長期服用還會因此染上毒癮。

我在小小作了研究之後，雖然心裡有點怕怕的，但因爲這種減肥藥宣稱一天可以瘦一公斤，對於已經胖到一百公斤的我，吸引力實在很大。

於是我請一個移居泰國的老同事幫我在當地購買，我想，直接在泰國買到的減肥藥，應該就可以避免掉不肖商人隨意添加的不當成份了。

每天早晚各吃一次，一次有七、八顆藥丸，減重的速度眞是快得驚人，我吃了不到一個月就瘦了二十公斤，所有的衣服眞的都像減肥廣告裡的見證者穿著肥胖時的褲子，側身拉起來對照減去的腰圍一樣，我終於可以上街買新衣服了。

不過自從吃了這種泰國減肥藥後，身體變得非常虛弱，經常心悸、頭暈、噁心、發抖、冒虛汗、口乾舌燥、沒有力氣，頭髮掉得很嚴重，情緒變得很容易慌亂，臉色也發黃暗沉得很難看。

有一次我參加朋友的婚禮，因爲已經瘦很多了，就很開心地和新郎新娘照相，後來看到每張照片中的自己，臉色慘白得就像電影裡演的毒蟲一樣，我開始懷疑這個泰國減肥藥裡是不是也含有芬他命之類的成份。

可是因爲它減重的效果這麼好，當時我已經沒辦法抗拒它帶給我即將回到過去消瘦時候模樣的希望了，於是，我還是繼續服用。

北京漸漸進入冬季，一般房子裡頭都有供暖，所以室內的溫度都還算蠻舒服的。

以前胖的時候，我最喜歡的就是冬天了，別人都要戴圍巾毛帽手套全副武裝禦寒，而我因爲身上的脂肪夠保暖，連大衣都不需要穿。

但這次，我開始覺得我竟然變得非常畏寒，即使在有供暖的房間裡睡覺，都還會冷得要裹著兩條非常厚重的棉被，抵抗力也變得很弱，隨便出門吹到風就感冒發燒。

沒多久，我的感冒引發了肺炎，醫生看我整個身體虛弱的狀態，警告我不能再繼續吃那個泰國減肥藥了，遲早會賠上性命。

那是我第一次意識到，減肥藥可能會讓我成爲和新聞中常常報導過度減肥而死亡的人一樣，所以我只能又放棄了。

鬼門關前撿回一命

二〇〇六年十二月十九日下午，我在北京錄完中央電視台的「今晚」節目後，全身發冷冒汗，被緊急送到朝陽區的一家醫院掛急診，住院了三天。

當時，我爲了在大陸發行的《熊天平十年全紀錄》新歌加精選輯，以激烈的手法減肥，每天只喝開水和脫脂牛奶配青菜，幾個月的時間裡都沒有吃過主食，因而導致體力不支，引發「減肥綜合症」。

當時有些大陸的媒體還以「熊天平惡性減肥險些喪命」爲標題報導，但事實上，那次我只是因爲不當的節食減肥，而導致缺乏營養、血糖過低，只要注射營養針輸入葡萄糖補充身體所需的養分，就能出院了。

其實我眞正從鬼門關前走了一圈回來，是我最後一次吃減肥藥的下場。

停止服用泰國減肥藥後，我又復胖到九十公斤，又得穿回以前那些超大尺碼的平價成衣，經紀人又開始抱怨各家電視台都不願再發通告給我，我也再度陷入沮喪痛苦的深淵。

就在這時候，我和楊洋到上海一個朋友家拜訪，他比三個月前我見到時明顯的瘦了許多，我立刻眼睛爲之一亮，趕緊詢問他用了什麼方法可以在那麼短的時間內瘦下來。

果然，又是減肥藥！

之前我被那個泰國藥嚇得有點怕吃減肥藥，但他說一天可以瘦一公斤，看他活生生地站在我面前，讓我又興起了躍躍欲試的念頭。

藥瓶上有一些簡單的成份標示，我想既然廠商都敢把成份寫出來，應該有基本的安全保障吧，於是便向朋友先購買一個月的份量試試。

每餐飯後服用，吃完會心悸、臉色發白、全身發麻，甚至連摸臉都沒有什麼知覺。

我又開始擔心了，但這樣的症狀只會維持大概三十分鐘，不像泰國藥會整天都很不舒服，而且也眞的一天就瘦一公斤，讓我在半信半疑中還是想繼續吃看看。

這次我在心底警誡自己，一旦發現有甚麼不好的副作用產生，就要立刻停止。

但還沒等到症狀出現，惡夢就上演了。

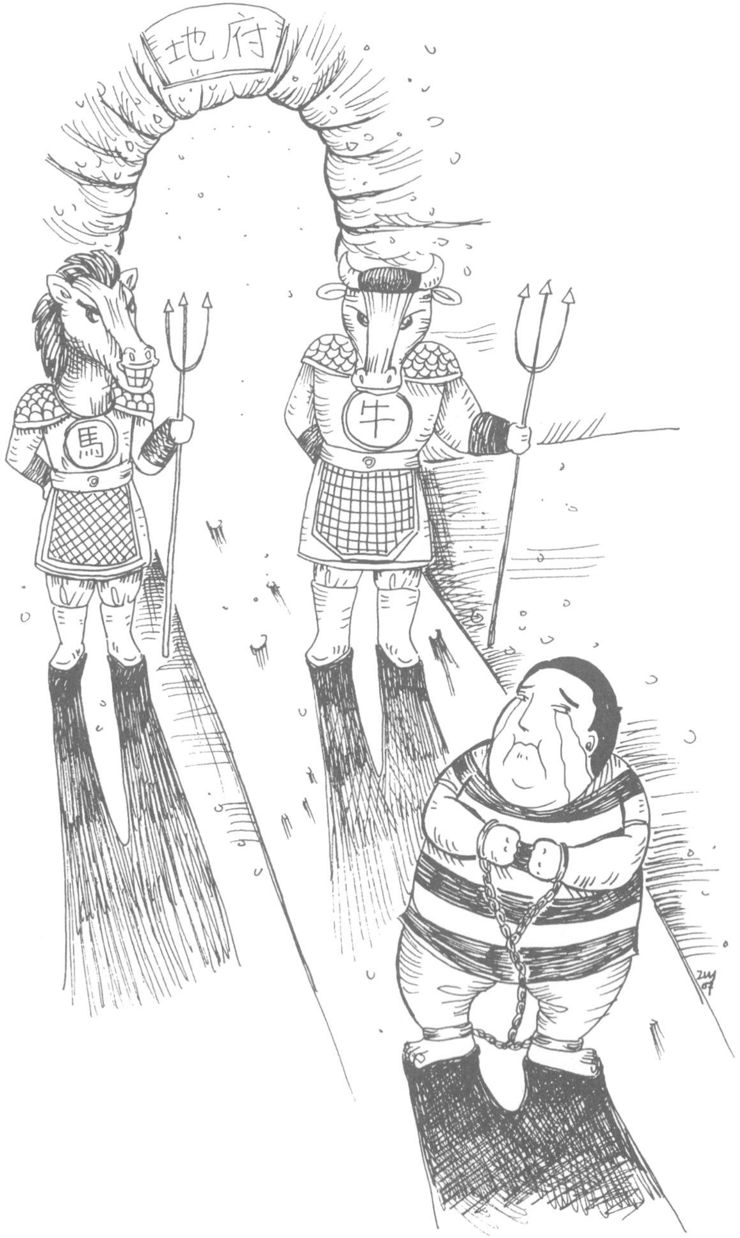
地府
馬
牛

我服用的第六天，我和楊洋到北辰購物中心去買吉他，買完後到附近的咖啡廳吃飯，飯後我吃了減肥藥，然後就一邊喝著咖啡，一邊欣喜地把玩著新買的吉他。

突然，我感到一陣暈眩，眼前漆黑一片，耳朵也聽不清楚聲音，心臟快速地跳動。更可怕的是，楊洋拿水給我喝，我才喝了一小口，肚子就咕嚕咕嚕地腫脹起來。這個現象持續了兩天，我完全無法進食，也不能喝水，但肚子卻鼓脹得很嚴重。第二天我幾乎快呈現昏迷狀態了，楊洋趕緊送我去醫院急診。

醫生說我吃的減肥藥裡，其中一個成份是含有毒性的，而咖啡會刺激腸道蠕動，可能因爲吃完藥立刻喝咖啡，兩者相互衝突作用，使得腸管植物神經系統調節紊亂，腸平滑肌動力低下，造成腸腔內氣液積滯，腸管擴張，進而導致水電解質失調，此種症狀稱之爲「腸麻痺」。

這種中毒性引起的腸道麻痺，若是延誤就醫，可能會引起休克。

我在醫院住了一個禮拜，後來又靠中藥調理了三個月，才慢慢恢復身體腸胃的機能。

經過這次的教訓後，我再也不敢隨便吃減肥藥了。

殘酷舞台

我在上華發片當歌手的年代，狗仔還不盛行，觀眾對我也相當友善，很多歌迷為我架設了個人網站和歌迷俱樂部，大家除了交流聽歌的心情外，也經常在網站上給我鼓勵支持，尤其在我唯一一個緋聞發生的當時。

開始發胖後，我減少在公開場合亮相，幾乎退出了螢光幕。

但在畢生積蓄遭人詐騙，加上與楊洋結婚必須擔負起養家的責任後，為了生計不得不從定居的北京重新出發，靠著過去累積的知名度開始到處演唱上通告。

大陸的觀眾對我的印象一直是《雪候鳥》專輯時那個清新憂鬱的情歌王子，突然看見王子變成豬了，可想而知他們有多麼地震驚。

幾個大陸最火的網站上放了一些我胖得不成人形的照片，還拿我當年消瘦帥氣的宣傳照比較，讓網友們在上面輪番發表意見評論。

本來我一直不願去看去聽，推諉著網友的言論都是不負責任的流言蜚語。

直到我眞的下定決心要減肥的時候，我知道我必須正面迎接所有難堪的批評，於是，我將那些網友的話全部複製起來貼在我家的每個角落，像一根根針一樣的插滿在腳底，刺得越痛傷得越重，往前踏進的力量越大。

唯有勇敢站上這最殘酷的舞台，我才能眞正尋回人生的舞台。

流言沸娛：熊天平怎麼胖成這樣了？

「男人胖了也完蛋哪……」

「再次讓我意識到減肥的重要性。」

「我好喜歡火柴天堂，但現在看來，還是改聽齊秦唱的好了～」

「姓得不好，難逃變肥這一劫～熊啊！」

「他到底姓熊還是姓歐？

明明就是歐羅肥嘛……」

「我以前多喜歡他的，看來陶子放棄他眞是明智的選擇～」
「哇！那咕嚕肉可以和我有得比的啦！」
「虧我以前還超喜歡他的說，幻滅。。。。。」
「同個側面，你能想像這是同一個人嗎。。。。
時間和食物的力量眞是太巨大了。。。。。。。」
「不得不說，人一胖起來，動作眞的會比較遲鈍一點。
但胖成這樣，也太嚇人了吧！」
「外型對藝人來說是很重要的，強烈呼籲對類似的藝人們進行職業道德教育！」

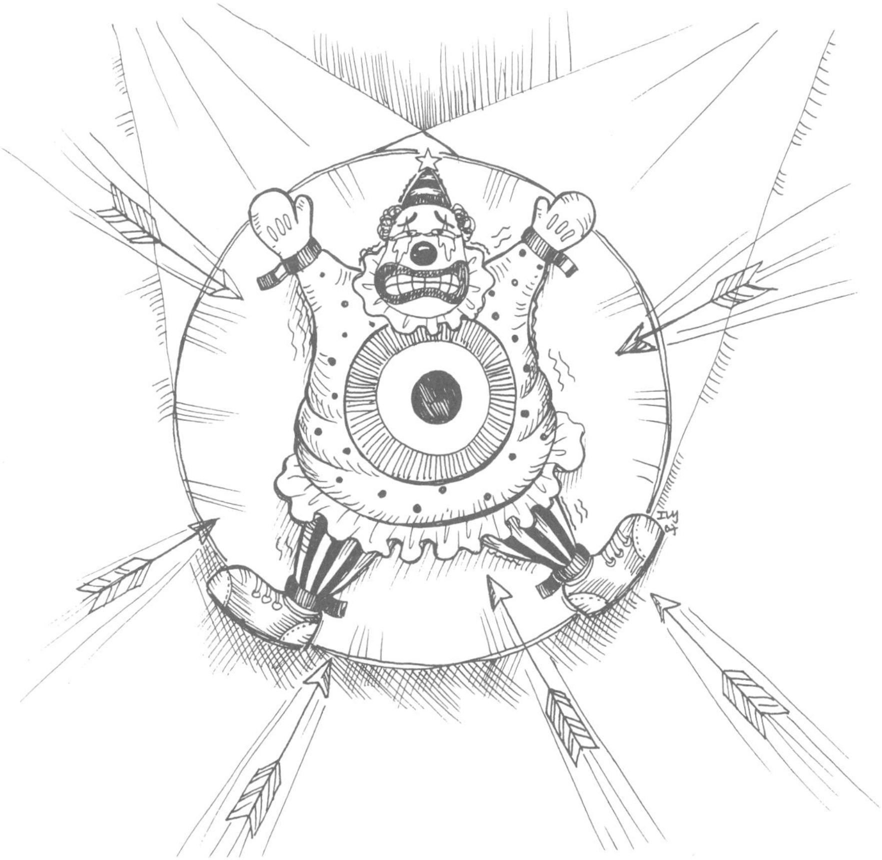

我要做回「熊天平」！

也許是因爲以前老婆和家人都很包容我，
即使我肥胖的形象嚴重地影響了工作的機會和發展，
他們還是不忍見我爲了減肥而吃苦，於是我從來沒有眞正地下定決心，
總是遇到一點挫折就放棄。
但我不該畏畏縮縮地過完這一生。
我要做回「熊天平」！

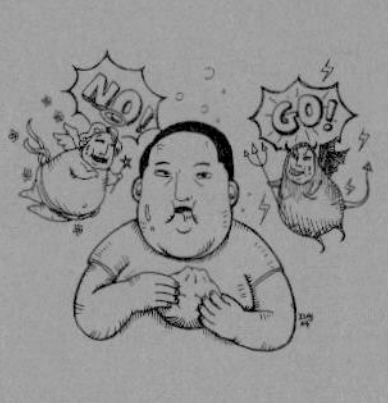

Chapter 4

我要做回「熊天平」！

過去幾年我試過很多種減肥方法，最後都敗在毅力不夠堅定，有時好不容易瘦了一些，很快地又因爲無法持之以恆而復胖。

也許是因爲以前老婆和家人都很包容我，即使我肥胖的形象嚴重的影響了工作的機會和發展，他們還是不忍見我爲了減肥而吃苦，於是我從來沒有眞正地下定決心，總是遇到一點挫折就放棄。

今年，我在機緣下接了瘦身產品的代言，我也想藉此記錄我在肥胖時候的內心世界和減肥的慘痛經歷，這一次，我的成功或失敗已經不再是自己的事了。

當年一手打造出全盛時期的「熊天平」，一直讓我很敬重的前上華唱片副總許常德跟我說：「你可以選擇一輩子這樣過活，靠著過去累積的知名度上通告演出賺錢，直到消化完最後一點殘餘的價值。然後呢？當你以後回顧這一生，你爲自己留下了些什麼？你曾經寫了很多首好歌，曾經帶給一些聽眾感動和感觸，但畢竟音樂是個流行的產物，我們隨著歲月的流逝人生的經歷，它會被一首又一首的新歌取代，會被一段又一段的記憶遺落。

「在你幾乎就要消失在人們的記憶中時，突然又出現，肥胖、臃腫、難堪，但你知道這代表了什麼意義嗎？

「你自己是過來人，你最能夠體會胖子所遭遇的痛苦和壓力，那些曾經加諸在你身上的冷嘲熱諷、輕蔑眼神，這個社會上也有幾十萬的人正在承受著和你一樣的煎熬。

「你現在還擁有著鎂光燈的焦點，如果你成功地瘦下來，這對那幾十萬人會是多麼大的鼓舞？這條路一定是很艱辛的，對你對他們都是，你展現出多少決心和毅力，對他們就會轉換成多大的力量。

「以前出唱片，我們可以幫你製作音樂，讓你的歌聲更悠揚，我們可以幫你包裝企劃，讓你的創作感動人心，我們可以花大錢幫你宣傳打歌，讓所有人都知道你是熊天平。但這一次，我們沒有人能幫你，你必須靠自己。你要過什麼樣的生活，你要作熊威還是熊天平，只有你自己能爲自己決定。」

我從來沒想過我要做什麼樣的人，從來沒想過我要爲這個世界貢獻些什麼。

他這一番話，徹底地打進了我的心坎。

我想起父親買給我的第一把吉他，那時我唯一的夢想就是寫出能烙印在肺腑裡的音樂。

當我拿著爲弟弟寫下的〈火柴天堂〉demo帶給父親聽，他流下了眼淚。

那是我第一次覺得他眞的爲我感到驕傲。

是啊！我不該畏畏縮縮地過完這一生。

我要作回那個令父親驕傲的兒子，讓楊洋依靠終身的丈夫。

我要作回「熊天平」！

龜兔賽跑

減肥在開始的前期是最困難的，前一天才啃的炸雞腿，今天得去皮過水，原來隨心所欲想吃什麼就吃什麼，現在得先查看這些食物的卡路里表，然後挑選最沒味道的那幾樣，還要加總起來仔細計算會不會超過一餐的份量。

辛苦的克制了一天，站上磅秤，指針不怎麼領情地停留在早上起床時的位置。體重計是龜兔賽跑的主辦人，少吃一頓就像烏龜緩慢的步伐，離終點遙不可及，不小心貪吃了一包花生，兔子就一下往前躍進了兩公斤。

勵志故事裡的兔子，受到花花世界的新奇事物吸引，貪玩貪吃貪睡地輸掉了比賽，可是在現實裡，這些可都是身上油花花的脂肪成長的動力。

有幾個人能像烏龜那樣，從清晨爬到黃昏，專注地認眞地刻苦地，不受路邊扭腰擺臀熱舞笙歌的美食誘惑，一步步地堅持到最後？

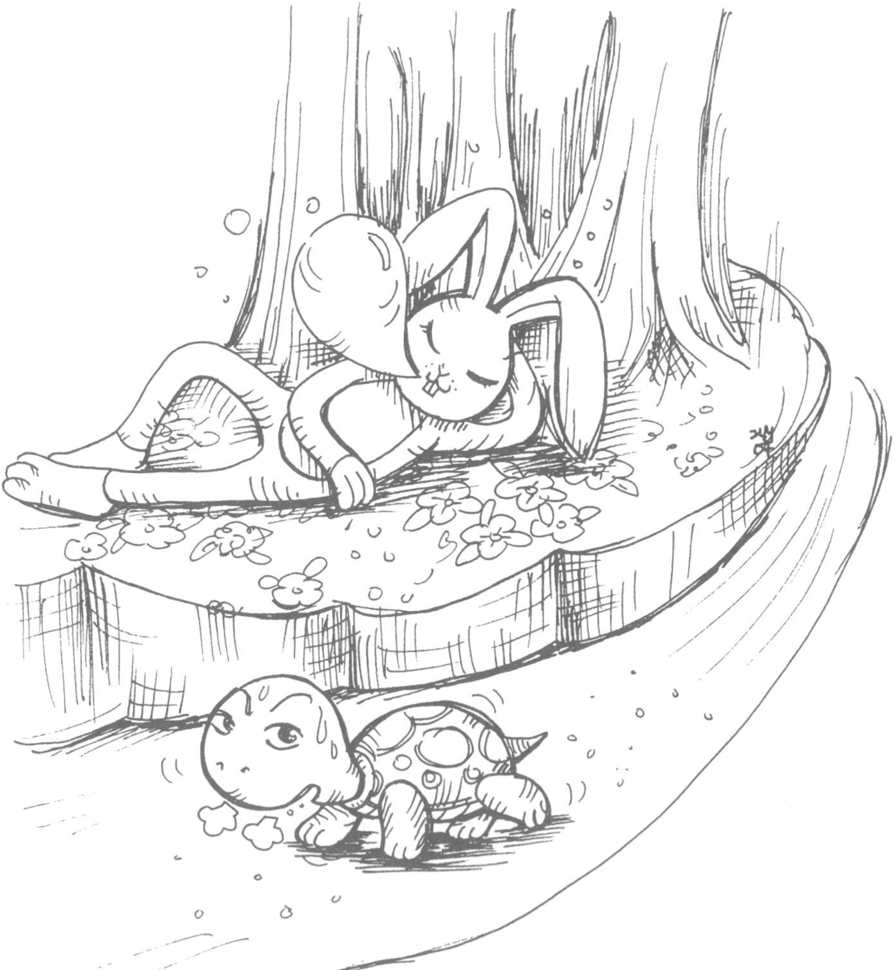

人往往在看不到成果時就很容易放棄。

但是我都已經把話說死了怎麼辦？

我跟瘦身公司說，如果我達不到目標體重，少減一公斤就罰我十萬元；我跟出版社說，如果我穿不回從前發片的西裝宣傳服，那就在這本書的封面放我一百公斤的裸照。

我跟老婆說，如果我連這次重新出發的機會都把握不住，那麼我還有什麼資格說要照顧她一輩子？那麼，我還有什麼顏面用我這一身的肥肉拖住她一生的幸福？

瘦身公司幫我擬定了一套減肥食譜，以我幾年來無數次的減肥失敗經驗，我知道一下子要我什麼美味都不吃，絕對一個禮拜就宣告陣亡。

所以我和楊洋商量，第一個月先讓我從原本的食物減量開始，我每天還是可以和她一起吃一樣的東西，只是以前吃四十粒水餃，現在我只吃四粒；以前叫五人份的菜，現在只叫她吃的量，頂多分我幾小口解饞；以前喝三大碗湯，現在喝一小碗；以前用一大塊起士蛋糕作結尾，現在吃無糖綠茶果凍清口慾；以前一天吃五、六餐，現在只吃正常時間的三餐。

慢慢地把胃先縮小，這樣就可以繼續按照減肥食譜執行了。

不過要減量對一個胖子來說還是不容易，四粒水餃得細嚼慢嚥地拖長到原來吃四十粒水餃的時間；每一道菜只能吃一口，連牙縫都塞不滿；刻意地把湯加熱到燙口，慢慢吹涼了再喝；隨身得帶著超市買的無糖果凍，把它當聖品一樣膜拜，這可是現在唯一能吃的甜品，雖然它一點都沒甜味；每次吃完飯就立刻去刷牙，避免坐在桌前瞪著那些剩菜；早中晚三餐之間，生理時鐘長期習慣的下午茶點心和宵夜，就只能儘量找些事情來做，拖拖地擦擦桌子幫老婆搥搥背。

後來我發現在紙上記錄心情是個很好的轉移注意力的方式。

當我開始覺得腦子裡慫恿我吃的惡魔又要跑出來使壞的時候，就趕緊躲到工作室把紙筆拿出來，一邊回想著過去肥胖的種種辛酸，越寫就越恐懼，深怕自己再回到那水深火熱的煉獄。

我竟然因此躲過了蛋塔冰淇淋的誘惑，烏龜又往前邁進了一步。

紅蘿蔔救星

嘴饞是胖子最大的通病，因此在減肥的過程中，最好得找到一樣自己愛吃、熱量又低的食物，暫時滿足一時的口腹之慾。

我在北京住的小區，紅蘿蔔賣得很便宜，一大袋才五塊人民幣，剛好我還蠻愛吃紅蘿蔔的，削皮後生吃，有嚼勁又帶甜味，經常準備一包放在身上，嘴饞的時候就拿出來頂替一下。

另外，岳父教我將紅蘿蔔切幾道縫，用保鮮膜包好，放到微波爐裡蒸，想要什麼樣的口感，只要控制微波的時間，香脆或綿軟，都比生吃更增添了美味。

有時候我還會加一些蒟蒻、干絲、小黃瓜、西洋芹、黑木耳和青椒等，切絲後過水燙熟，灑點鹽巴就很有味道了，尤其這些食物放在冰箱都可以保存個幾天，我常常一次煮一大鍋，想吃的時候隨時從冰箱拿出來，涼涼地吃就像甜點一樣。

紅蘿蔔中富含的維生素A、C、E、及β胡蘿蔔素、茄紅素等，都是相當良好的抗氧化劑，可以抗癌，增強支氣管部分的黏膜，預防感冒，調節免疫系統功能。

胖子通常都很容易在吃飽後呈現疲憊懶散的恍神狀態，紅蘿蔔中的維生素B群，具有減壓、消除疲勞的效果，還能促進新陳代謝，預防便秘。

另外，由於快速的減肥過程中，皮膚很容易因減去的脂肪和水份而鬆弛乾癟，因此紅蘿蔔最讓我推崇的一個功能是，能夠讓皮膚水嫩漂亮、防止肌膚乾裂。

紅蘿蔔是屬於味甘性平的食材，不會像很多蔬菜如小黃瓜那麼寒，適合大部分人的體質，加上經濟實惠，料理又方便省時，成爲我減肥路上最大的救星。

我漸漸發現，其實有時候想吃的念頭興起，雖然腦子裡的畫面是蔥油餅，但若此時有個東西可以放到嘴裡咬一咬，多少有「沒魚蝦也好」的彌補作用。

於是，我開始研究類似像紅蘿蔔這類高纖低熱量的食物，上網或到書店找些簡單料理的食譜，從蒸蒸煮煮的過程中，也找到了一些樂趣。

每當貪嘴的時候，吃下自己烹調的低熱量零食，份外有成就感。

豆沙包事件

和出版社擬定這本書的寫作方向的會議前一天，我和楊洋才爲了一顆豆沙包而吵架。

在我訂下要減下三十五公斤的目標後，除了靠自己的努力，還需要家人朋友的支持，尤其是每天陪伴在身邊的老婆，她必須擔負起督促提醒的工作。

我請她一定要嚴格地限制我的飲食，無論我怎麼苦苦的哀求，也要狠下心來，用最難聽的話語罵我、踐踏我的自尊都好。

我知道自己太容易受到食物的誘惑了，在我意志力薄弱的時候，需要一個強大的力量幫助我，如果老婆和以前一樣爲了心疼而縱容我，那麼我就永遠沒辦法作回從前那個自信的熊天平，就眞的只能像許常德說的，消化著過去殘留的知名度，苟且地度過此生。

開會這天，在我去上廁所的時候，楊洋偷偷告訴其他人我昨天爲了吃一顆豆沙包而跟她吵架，我回來後，他們一直追問我事情的經過。

要一個胖子承認自己胖並不難，要他發誓努力減肥也是家常便飯，但是要胖子坦白自己沒有自制力，可以爲了吃而六親不認，就需要很大的勇氣了。

胖已經是掩蓋不住的事實，我在外人面前都可以表現得好像很有決心毅力，可是關起門來，當心裡那些癮蟲開始蠢蠢欲動地誘惑著我吃時，就很容易僥倖地覺得反正沒有人看到，偷吃一點也沒關係。

我輕描淡寫的帶過，說我只是吃了一口豆沙包，並沒有爲此和老婆吵架，還很心虛地聲明我才不會爲了吃而生氣呢！

但事實並不是如此，在我減肥的過程當中，爲了吃這件事和老婆吵了不下三十次，當我忍不住想吃東西的時候，老婆只要一阻止我，確實會讓我很不高興，心裡會覺得自己很委屈，連吃東西這麼基本的權利和慾望都不能被滿足，這樣活著還有什麼意思？

前一晚我在錄音室錄了一整天的佛教音樂，到半夜十二點收工，終於可以放鬆一下，於是我吃了兩碗高麗菜和四顆素丸子。

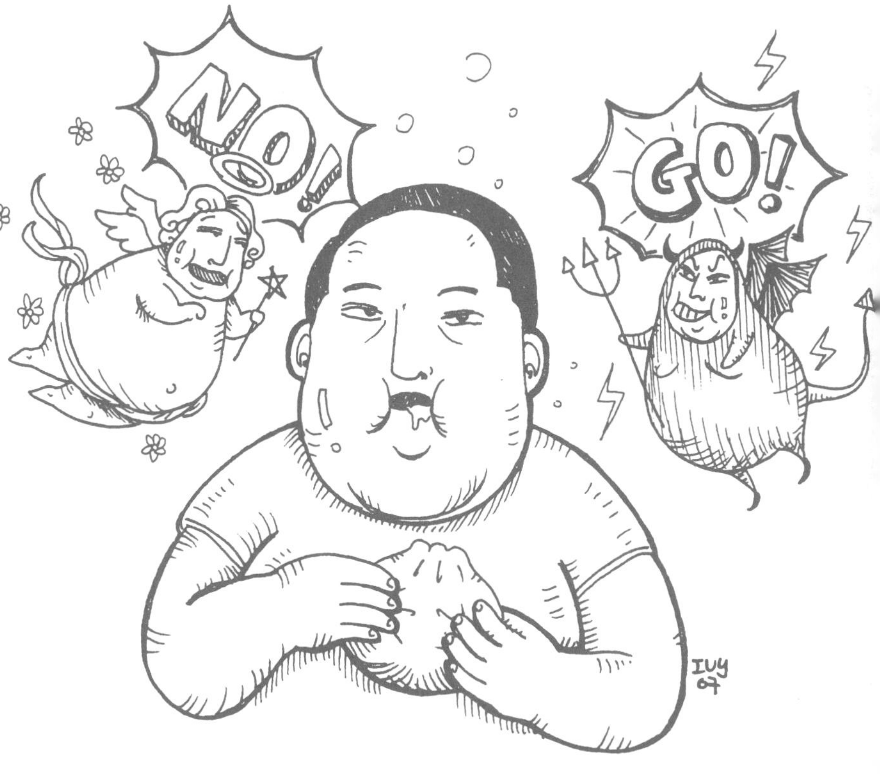
NO!
GO!
IVY
07

回家途中，楊洋在便利商店買了兩顆豆沙包準備當明天的早餐。

到家之後，她去洗澡換衣服，我坐在沙發上一直盯著豆沙包看，很想伸手去拿，但想到自己剛剛才吃飽，而且已經準備要睡覺了，再吃熱量那麼高的甜點眞的很過份。

但是我雖然這麼警惕著自己，卻沒辦法把視線離開那顆豆沙包，就像漫畫裡左右肩膀各出現了一個魔鬼和天使，他們在我耳朵旁嗡嗡地爭論拉鋸著，然後我彷彿是靈魂出竅般，腦子裡只剩下豆沙包，我幾乎可以透視進那麵皮裡香甜鬆軟的紅豆餡。

當我再回過神來時，我正拿著豆沙包咬了一口，楊洋伸手阻止我。

豆沙餡在我的舌尖融化著，就像我腦海裡想像的那麼香甜。

我在內心裡天人交戰了這麼久，才剛嚐到一口那夢寐的美味就被制止了，怎麼可能平靜地把豆沙包放回去？

我一氣之下把整顆豆沙包往嘴裡塞，拚了命地咀嚼呑下肚。

然後嚴肅地對著楊洋大斥：「我今天工作得那麼辛苦，難道連吃一個喜歡的食物的權利都沒有嗎？我都已經胖那麼久了，有差這一天這一口嗎？如果不讓我吃，我明天就不去錄音了！」

直到現在寫出這段故事之前，我都沒有把實際的狀況告訴出版社的工作人員，我很怕他們會在內心裡取笑我、看輕我。

後來，只要我又開始對減肥的心路歷程有所保留的支吾其言，他們就會把這件事拿出來再問一次。

「豆沙包事件」成了我心口不一、偽裝掩飾、苟且僥倖、鴕鳥心態的代名詞。

穿著三十公斤肥油的惡魔

我從小到大都是公認的好好先生，唯有在減肥階段，每天內心裡不停地在爭戰，要是魔鬼打敗了天使，我就會像被附身的惡魔殺紅了眼，任何阻撓在食物面前的人，都像弒親仇人般，讓我失控。

和楊洋結婚兩年來，我們無論有什麼爭執，總是床頭吵床尾和，即使在我減肥的過程爲了我沒定力的亂吃而吵了不下三十次架，她也總是會體諒我承受的壓力和辛苦，我也往往在吃完產生了罪惡感後，趕忙道歉安撫老婆。

可是那一天，我卻變成了無可原諒的惡魔。

傍晚，我在大陸的經紀人和我約在北京上島咖啡會面。

他喝了些酒，情緒和音量都比平常激動，不停地數落我肥胖的形象完全沒有資格當個藝人，這一個月連一個通告都沒有接到，讓他每天爲我奔波找機會，卻要面臨喝西北風的慘況。

「你自己要這樣墮落，不要把我和楊洋都給害慘了！你不如回台灣去吧！」

我大概是眞的沒救了！

當我帶著難受沮喪的心情回到家，看到岳父包好的三大盤豬肉白菜水餃，我竟然還猛嗑掉了兩盤。

十一點多，楊洋想吃宵夜，發現我吃掉了六十顆餃子，氣到臉都靑了。

她對著我大聲斥責：「大陸有這麼多人想紅都紅不了，你從前已經作出了一些成績，還不懂得珍惜嗎？經紀人都已經下了最後通牒，你還這樣放縱自己，吃成這個樣子還能做什麼工作？你以爲你還能靠著雪候鳥那個深情款款的情歌王子騙人多久？你以爲大家都是瞎子，看不到你身上這些肥肉嗎？你現在的工作就只有餓肚子那麼簡單，這樣都做不到，你還有什麼資格待在這裡？你還算是個有責任心的男人嗎？」

楊洋一連罵了半個鐘頭，聲音大到連鄰居都過來關心了。

但她還是繼續不停地狂吼著：「你乾脆回台灣好了，這個世界上大概只剩下你媽會讓你繼續這樣吃吧！」

我從一開始被她罵得羞愧自責，到鄰居上門後，覺得她一點情面都不留給我，心裡的怒火已經隨時要引爆了。

最後她冒出那句和經紀人一樣的話，連自己的老婆都叫我回台灣，我還怎麼能忍得住？於是我猛力推開她，衝出門外，跑到桑拿過夜。

我躺在床上，耳邊一直迴盪著我將大門重重摔上的迴音。整夜，我反覆地想著老婆和經紀人的一字一句。

我是不是眞的那麼沒用？吃對我來說眞的這麼重要嗎？重要到我連老婆都照顧不了也無所謂嗎？我不是曾經在所有親友面前發誓我會一輩子好好守護著老婆嗎？我眞的是個一點責任感都沒有的男人嗎？什麼時候我變成了連自己都無法控制的惡魔？

我竟然還喪心病狂地推了老婆一把！

想到這，我幾乎是用跳的起來，這大概是我發胖之後動作最快最俐落的一次。

我趕緊穿上衣服衝回家，天已經亮了，北京混亂的上班時間把交通擠得水洩不通。

我坐在計程車上，急得像熱鍋上的螞蟻，滿腦子擔心著不知老婆現在是否安好，我的體重幾乎是她的兩倍，她怎麼承受得了我推那一把？

終於到家了，楊洋坐在床上，我想她也是一夜沒睡，紅腫的眼睛該是哭了許久。

我跪在床邊，心疼地抓著她的手，乞求她的原諒，給我最後一次機會。

我們沒有再對這一晚的一切說些什麼。

我知道，也許她會一次又一次原諒我，但我不能原諒自己。

這是我給自己的最後一次機會。

那一天開始，我不再給自己什麼減肥的緩衝適應期。

我拿出早已擬定好的減肥食譜和運動計畫，一直持續到現在。

我要向那個穿著三十公斤肥油的惡魔說掰掰！

乾媽

很多人問我：「爲什麼都胖成這樣了，還有勇氣出來拋頭露面？」

我在退伍之後就獨自一人上台北，和上華唱片簽約當歌手，父親找了一個我們台中谷關家裡的鄰居太太來台北照顧我。

我小時候對她的印象並不深，但她竟然自己花了二十萬幫我買一套錄音器材，讓我能在家裡專心做音樂，還讓她的女婿當我的助理，陪著才剛出道還只是個菜鳥的我到處奔波上通告。

我想我是如此幸運遇到了這個大貴人，因此認她作乾媽，對她完全卸下防備。

乾媽說味丹企業是他們家的，因此他們有很多投資理財的管道。

當藝人畢竟不是個一輩子長久的行業，於是我所有唱片演出的酬勞和印章存摺都交給乾媽，讓她幫忙規劃投資基金。

我曾經向乾媽詢問投資的狀況，她說因爲景氣低迷，全部都賠了，我問她是否有買賣的收據憑證，她很生氣我竟然這樣質疑她，如果相信她就不需要看那些單據來證明。

我礙於情份，也相信乾媽不會騙我，於是就繼續讓她幫我理財。

直到二〇〇五年我和楊洋結婚，在台灣登記時需要有我的收入證明，我向國稅局查詢，才發現這些年來，我的收入加起來有將近千萬，卻從未進過我的戶頭。

這時，乾媽已經消失無蹤了。

後來我才知道，味丹企業是假的，當初她宣稱自掏腰包買音樂器材給我的二十萬，其實是向我父親領取的，她安排當我助理的女婿，也是爲了就近監視我，以便直接將我的酬勞拿走。

她在我身邊的這十年，刻意挑撥我和母親的感情，也經常以我的監護人自居，對外管控我的工作和人際關係，當時甚至連我和朋友吃飯看電影，她都會跟在旁邊，讓大家都笑稱我是還沒斷奶的小孩。

我從小就生長在一個溫暖健康的家庭，從不與人爭鬥，但我萬萬沒想到這世上的人性竟然這麼險惡，辛苦了這麼多年到處演唱宣傳，一夕之間賺的錢全都化爲烏有，沮喪難過的心情讓我意志消沉，更加自暴自棄地靠吃來慰藉。

其實我何嘗願意頂著肥胖的身軀站上舞台，讓眾人恥笑嘲弄我？

但我和楊洋結婚，開始要肩負起一家之主的重擔，才發現原來我已經一無所有。

我只能硬著頭皮上陣，即使受盡了輕蔑，還是得勇敢面對努力工作。

乾媽事件對我最大的影響不是身體上的肥胖，最可怕的是讓我對人的信任以及對自己的信心蕩然無存。

後來在機緣下，我的二姐幫我引見了中台禪寺的惟覺老和尚，我在他的帶領下進入佛門的世界。

俗話說，「害人之心不可有，防人之心不可無」，我今天遇到的這些挫折，也許就是因爲我對這點的修行不夠，上天才會讓我好好學習這一課，同樣的，乾媽也會爲了她今天的作爲而有她必須修行的課題。

佛家講述的這個道理，不是要我們抱持著報復的心態，而是要我們看破紅塵中的貪與利，盡自己最大的努力，命裡有時終須有，命裡無時莫強求。

我漸漸從宗教上得到平靜，生活也從靠大吃大喝來發洩，終於慢慢轉移回到正軌。

減肥，是比戒毒更難的一件事

我曾經看過一篇報導，古柯鹼和海洛英這類的一級毒品，要起碼二十年的觀察期才能確定完全戒除。

在這段期間，戒毒者不但得忍受初期毒癮發作的生理苦痛，更大的挑戰是心理對毒品的強烈渴求。他們往往在遭遇挫折、爭吵、失眠，甚或是興奮的狀態下，會激發出對毒品無法阻擋的意念，於是，即使戒了多年的長期毒癮者，復吸率仍可能高達百分之八十。

戒毒因此被專家學者稱作是全世界最困難的一件事。

我從未吸食過任何毒品，也就沒有經歷過那所謂人類意志最大挑戰的戒毒過程。

然而，當我從一個六十五公斤的偶像歌手，在短短一年之間暴肥變成人們背後竊竊私語的「豬」之後，才發現那接踵而來的議論眼光壓力和現實的殘酷，才是永遠籠罩著

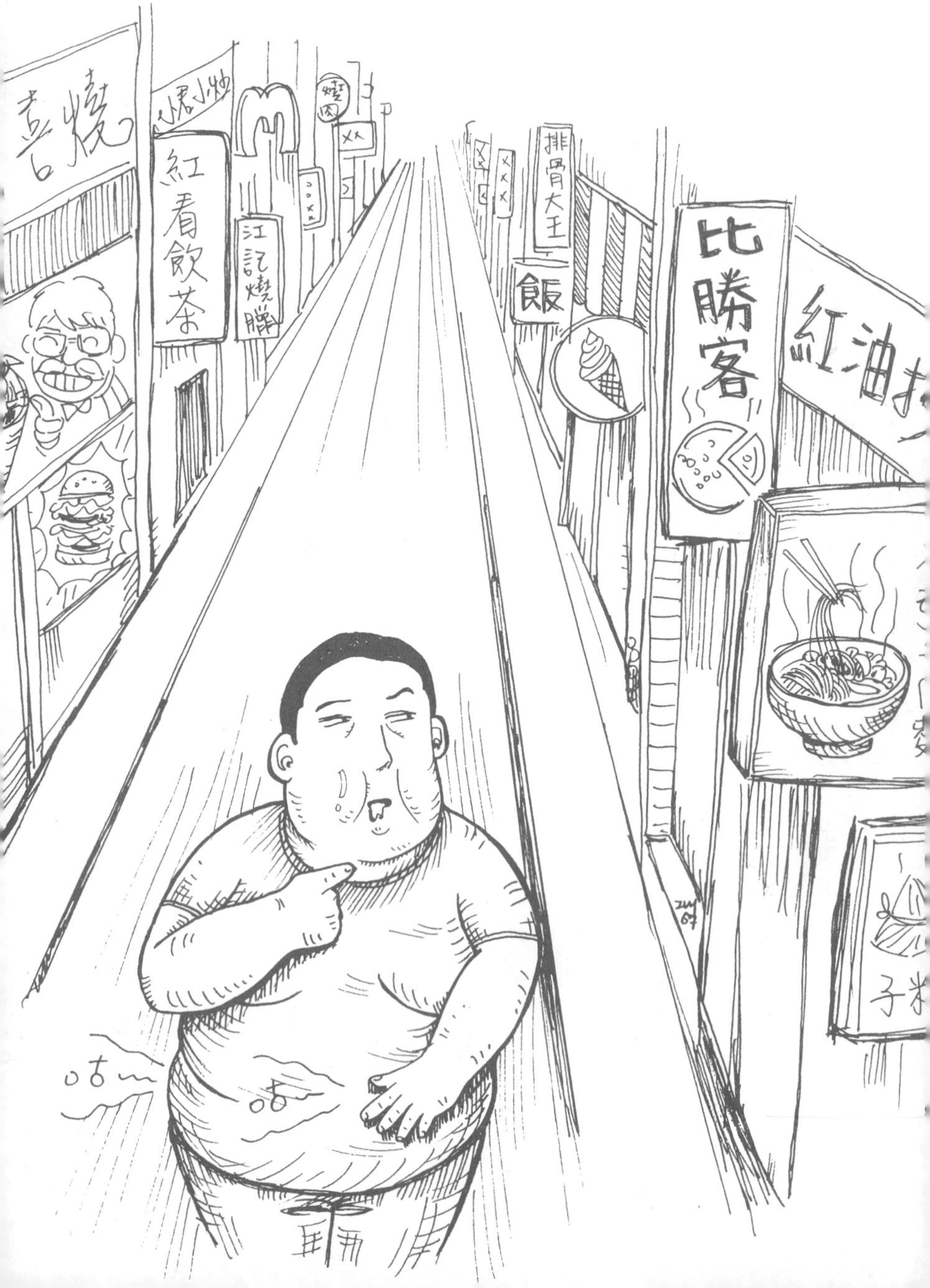
紅看飲茶
江記燒臘
排骨大王
飯
比勝客
咕
咕